(Conserver la Couverture)

M. PAUL BAR

PROFESSEUR AGRÉGÉ A LA FACULTÉ DE MÉDECINE
ACCOUCHEUR DE L'HOPITAL SAINT-ANTOINE

LA

MATERNITÉ DE L'HOPITAL St-ANTOINE

DESCRIPTION - ORGANISATION

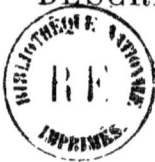

FONCTIONNEMENT

DU 18 MAI 1897 AU 1er JANVIER 1900

PARIS

ASSELIN ET HOUZEAU

LIBRAIRES DE LA FACULTÉ DE MÉDECINE

Place de l'École-de-Médecine

1900

LA

MATERNITÉ DE L'HOPITAL ST-ANTOINE

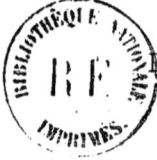

DESCRIPTION — ORGANISATION

FONCTIONNEMENT

DU 18 MAI 1897 AU 1ᵉʳ JANVIER 1900

CORBEIL. — IMPRIMERIE ÉD. CRÉTÉ.

M. PAUL BAR

PROFESSEUR AGRÉGÉ A LA FACULTÉ DE MÉDECINE
ACCOUCHEUR DE L'HOPITAL SAINT-ANTOINE

LA

MATERNITÉ DE L'HOPITAL Sᵀ-ANTOINE

DESCRIPTION - ORGANISATION

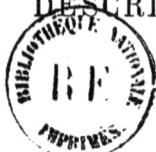

FONCTIONNEMENT

DU 18 MAI 1897 AU 1ᵉʳ JANVIER 1900

PARIS

ASSELIN ET HOUZEAU

LIBRAIRES DE LA FACULTÉ DE MÉDECINE

Place de l'École-de-Médecine

1900

La création d'une maternité à l'hôpital Saint-Antoine a été décidée par le Conseil de surveillance de l'Assistance publique, dans la séance du 9 février 1893, sur la proposition de M. Peyron, directeur de l'Assistance publique et à la suite d'un rapport de M. le Dr Millard, médecin des hôpitaux.

Cette maternité a été construite d'après les plans et sous la direction de M. Renaud, architecte, et d'après les plans et sous la direction de M. Cremer pour les travaux ressortissant à l'art de l'ingénieur. Elle a été ouverte le 1er avril 1897 et est entrée effectivement en service le 18 mai de cette même année.

Mieux que personne, je sais que la maternité de l'hôpital Saint-Antoine n'est pas parfaite et que la plupart de ses défauts eussent pu être facilement évités. Telle qu'elle est cependant, elle est le résultat d'un effort considérable et elle représente un notable progrès, au point de vue non seulement de l'hygiène hospitalière, mais encore, de l'organisation du service.

Je crois intéressant d'en faire une description sommaire, d'indiquer son organisation et de publier les résultats obtenus depuis son ouverture jusqu'à ce jour (1er janvier 1900).

Avant d'aller plus loin, j'ai le devoir de remercier tous ceux dont je n'ai jamais sollicité en vain l'aide, soit pour modifier les constructions primitives et les rendre plus conformes aux besoins du service, soit pour donner à la maternité l'organisation que je désirais.

Bien souvent, au cours de ces trois années, j'ai assailli de mes demandes MM. Peyron et Napias, directeurs de l'Assistance publique ; M. Mathé, membre du Conseil de surveillance ; M. Gory, inspecteur de l'Assistance publique et M. Mulheim, directeur de l'hôpital Saint-Antoine. J'ai toujours trouvé auprès d'eux, non seulement un bon accueil, mais l'appui le plus actif : je les remercie publiquement. Si, aujourd'hui, la maternité de l'hôpital Saint-Antoine mérite d'attirer l'attention de ceux qui s'intéressent aux questions d'hygiène hospitalière, c'est à eux qu'elle le doit.

J'adresse également mes remerciements à mon collègue et ami le Dr Tissier, à M. Mercier, mon interne pendant l'année 1897, ainsi qu'à tous ceux qui, à des degrés divers, m'ont prêté le concours de leur bonne volonté.

PAUL BAR.

———

PREMIÈRE PARTIE

DESCRIPTION — ORGANISATION

I

VUE GÉNÉRALE DE LA MATERNITÉ

La maternité de l'hôpital Saint-Antoine a été édifiée sur un vaste terrain, de la superficie de 8 000 mètres, situé au sud-ouest de l'hôpital Saint-Antoine. La maternité fait partie de cet hôpital ; mais elle est entièrement séparée

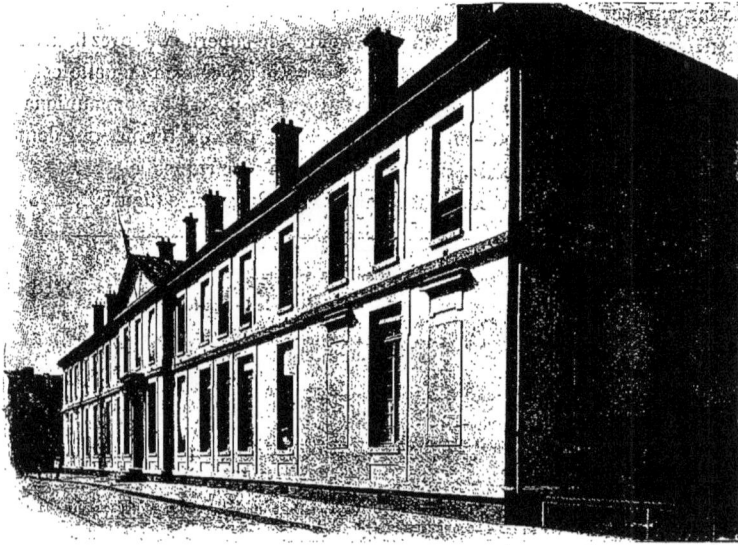

Fig. 1. — Façade de la maternité.

Le rez-de-chaussée est réservé aux services généraux. Le premier étage est destiné au logement du personnel.

par des pelouses et des jardins, des bâtiments dans lesquels sont les services de médecine et de chirurgie générales.

Elle s'ouvre rue de Chaligny par une porte grillée. Les femmes qui se présentent, soit pour consulter, soit pour demander secours, y pénétrent donc directement sans passer par l'hôpital général.

Le personnel, à l'exception des hommes de peine, est logé dans la maternité ; il y prend ses repas.

Des machines, installées dans une dépendance de la maternité, y envoient suivant les exigences de la saison, de l'air chaud ou de l'air froid, la vapeur qui permet le chauffage de l'eau et des aliments, l'électricité nécessaire à l'éclairage.

La maternité constitue donc un véritable hôpital inclus dans un autre, avec lequel elle n'a de commun que les services généraux : direction, économat, cuisine, blanchisserie.

La maternité proprement dite a la forme d'un quadrilatère ayant 58 mètres de largeur sur 69 mètres de profondeur (Voyez figure 2). Au centre des bâtiments, est un jardin ayant environ 1 300 mètres de superficie (Voyez figure 3).

En avant du bâtiment d'entrée, est une cour sur un côté de laquelle est un bâtiment contenant la machinerie (Voyez figure 2, n° 34), et communiquant directement avec les sous-sols de la maternité par un tunnel qui donne passage aux conduites d'air, de vapeur, aux fils électriques, etc.

De l'autre côté de cette cour est le laboratoire du service (figure 2, n° 35).

Fig. 2. — Plan général du rez-de-chaussée de la maternité.

1. Vestibule.
2. Passage d'accès dans la maternité.
3. Concierge.
4. Cabinet de la surveillante.
5. Réfectoire des infirmières.
6. Ouvroir des femmes enceintes.
7. Lingerie du service.
8. Office (service des femmes enceintes).
9. Salle de bains (service des femmes enceintes).
10. Salle des femmes enceintes.
11. Water-closet de cette salle.
12. Salle de femmes accouchées.
13. Water-closet et lavabos de cette salle.
14. Passage d'accès dans les salles d'accouchées.
15. Office de la salle d'accouchées.
16. Nourrices.
17. Cabinet de débarras pour la salle des accouchées.
18. Salle de change des enfants.
19. Lingerie de la salle des accouchées.
20. Opérées.
21. Galerie extérieure ouverte.
22. Galerie fermée.
23. Salle de travail.
24. Salle d'opérations.
25. Salle pour la stérilisation des instruments.
26. Salle d'examen pour les femmes venant du dehors.
27. Salle de bains de la salle d'accouchements.
28. Chambre de la sage-femme de garde.
29. Lingerie.
30. Water-closet.
31. Cabinet de débarras.
32. Appareil pour le chauffage de l'eau.
33. Salle pour les femmes placées sous la surveillance du personnel du service d'accouchements.
34. Machines.
35. Laboratoire.
36. Salle de consultation.
37. Cabinet et lavabo pour les femmes se présentant à la consultation.
38. Toilette pour les femmes se présentant à la consultation.
39. Cabinet du chef de service.
40. Chambre de l'élève de garde.
41. Salle de réunion des élèves.
42. Lavabo des élèves.
43. Salle d'opérations du service d'isolement.
44. Appareil à stériliser l'eau. Bureau du service d'isolement.
45. Appartement de la sage-femme du service d'isolement.
46. Chambres des malades du service d'isolement.
47. Water-closet. Lavabo du service d'isolement.
48. Office du service d'isolement.

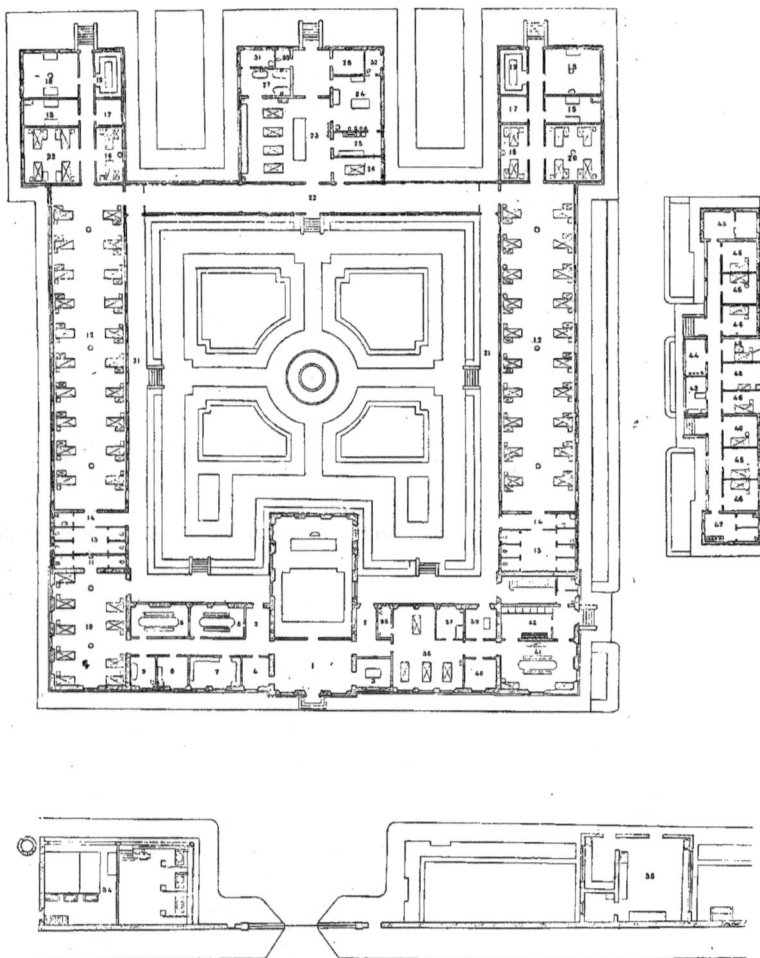

Fig. 2. — Plan général de la maternité.

Sur le côté nord de la maternité, est un bâtiment long de 35 m. 30 consacré au service des femmes infectées, et entièrement isolé, à l'extérieur, des bâtiments réservés aux accouchées saines.

Un tunnel permet de pénétrer du sous-sol de la maternité dans celui du pavillon de l'isolement; c'est par ce tunnel qu'arrivent à celui-ci la vapeur, l'électricité, l'air froid ou chaud, l'évacuation du linge sale.

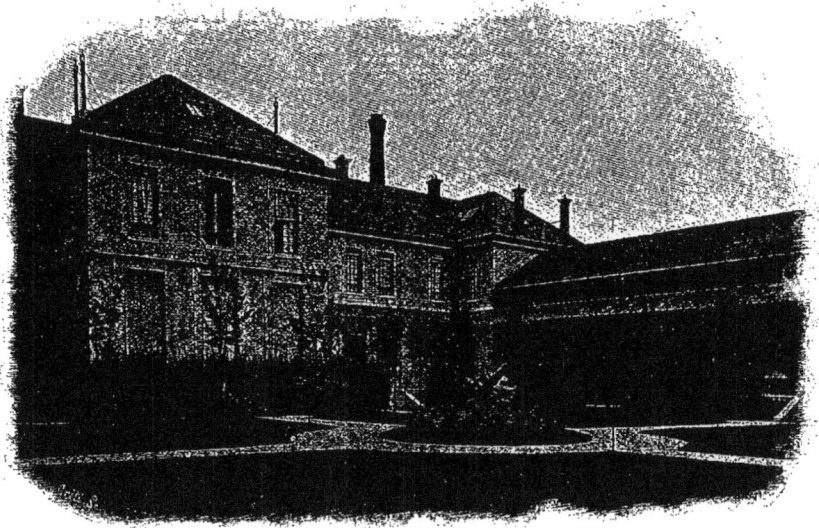

Fig. 3. — Vue du jardin intérieur de la maternité.

Une galerie couverte par une verrière assure les communications entre les différentes parties du service, sans qu'il soit nécessaire de traverser les salles où sont les accouchées ; de larges baies fenêtrées permettent de surveiller du dehors l'intérieur des salles. Cette galerie, simplement couverte sur trois côtés du jardin, est entièrement fermée du côté correspondant à la salle d'accouchements.

Les bâtiments qui constituent la maternité, sont formés d'un rez-de-chaussée élevé de 6 marches au-dessus du sol.

Au-dessous de ce rez-de-chaussée, est un vaste sous-sol éclairé, dans lequel sont les chambres de linge sale, les chambres de chauffe, les tuyauteries nécessaires à l'adduction, dans les diverses parties du service, de l'eau de source et de l'eau de rivière, de la vapeur d'eau, de l'électricité, de l'air chaud et froid, et à l'évacuation des eaux sales, etc.

Le bâtiment d'entrée a seul un premier étage. (Voyez figure 1.)

Les communications entre les différentes parties de la maternité sont rendues très faciles par une galerie couverte, large de 2 mètres, qui côtoie les bâtiments sur les quatre faces du jardin.

De cette galerie, la surveillante peut, d'un coup d'œil, observer son personnel, contrôler le service des salles de malades. J'ajoute que cette galerie surélevée, avec la grille qui la borde, contribue à donner un aspect fort gracieux au jardin intérieur (fig. 3).

Des quatre bâtiments qui limitent ce jardin, celui du fond contient le service de l'accouchement; le rez-de-chaussée du bâtiment d'entrée est attribué aux services généraux, au service des femmes enceintes, à la consultation externe, au service de l'enseignement; le premier étage est entièrement réservé au logement du personnel. Les bâtiments latéraux sont destinés aux femmes accouchées saines.

II

ORGANISATION DE LA MATERNITÉ

J'étudierai successivement :

1° *Les services généraux.*
2° *Le service de l'accouchement.*
3° *Le service des femmes accouchées saines.*
4° *Le service des femmes infectées.*
5° *Le service des femmes enceintes.*
6° *Le service de la consultation.*
7° *Le service de l'enseignement.*
8° *L'organisation du personnel de la maternité.*
9° Je dirai, en terminant, quelques *mots des œuvres d'assistance* qui *viennent en aide aux femmes soignées dans le service.*

1° *Services généraux.* — A. *Alimentation.* — La maternité reçoit de la cuisine centrale de l'hôpital, les aliments nécessaires aux malades et au personnel. Grâce à des tables chaudes situées dans les offices annexés aux différentes salles du service, les aliments sont toujours chauds et en bon état. Ces tables chaudes sont formées d'une armoire en tôle munie de tablettes et dans la paroi de laquelle court un serpentin contenant de la vapeur à 2 kilogrammes de pression. Grâce à l'absence de fourneaux nécessitant l'emploi de charbon, les offices peuvent être constamment maintenus dans un état de grande propreté.

D'une manière générale, les accouchées reçoivent : du lait, le matin.

A midi, un potage, de la viande rôtie.

Le soir, du potage, de la viande rôtie, du poisson ou des œufs.

Elles reçoivent comme boisson dix-huit centilitres de vin ou un litre de lait.

Le pain leur est donné à discrétion (1).

(1) Les sages-femmes, surveillantes et suppléantes, reçoivent chaque jour leurs aliments non préparés.

B. *Éclairage*. — L'éclairage des salles est fourni par des lampes électriques, de cinq à trente bougies. Dans les salles d'accouchées, certaines lampes sont fortememt bleutées et restent allumées toute la nuit. Des prises de courant nous permettent, en cas d'accident survenant la nuit, à une accouchée, d'éclairer isolément la malade avec des lampes à main, sans qu'il soit besoin d'éclairer la salle entière.

L'électricité nous est fournie par deux dynamos. Une batterie de soixante accumulateurs placée dans les sous-sols, évite toute extinction en cas d'avarie aux générateurs d'énergie.

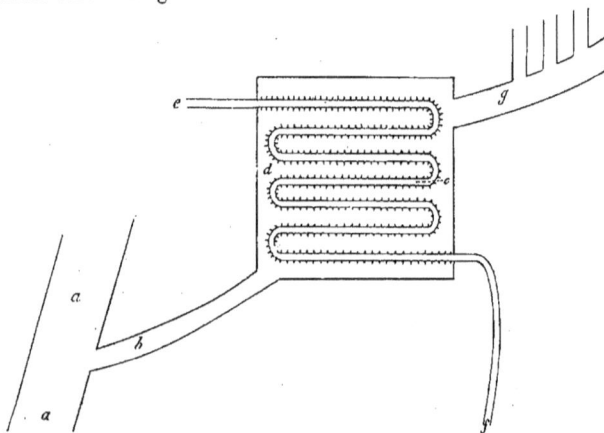

Fig. 4. — Schéma d'une chambre de chauffe.

aa. Conduite générale d'adduction de l'air frais.
b. Conduite secondaire d'adduction de l'air frais à une chambre de chauffe.
c. Serpentin à ailettes dans lequel circule la vapeur.
d. Chambre de chauffe.
e. Conduite d'adduction de la vapeur vers la chambre de chauffe.
f. Évacuation de l'eau de condensation.
g. Conduit par lequel l'air chaud est dirigé vers les locaux à chauffer.

C. *Chauffage et ventilation*. — Le chauffage et la ventilation se font par pulsion.

L'air du dehors est aspiré par un ventilateur situé dans la chambre des machines et refoulé dans une grosse conduite en tôle galvanisée qui suit dans les sous-sols le mur extérieur des bâtiments. De cette conduite (Voyez fig 4 *aa*) partent des branchements *b* venant aboutir à chacune des batteries de chauffe.

Ces batteries de chauffe, au nombre de neuf dans la maternité, sont formées d'une caisse en maçonnerie, hermétiquement fermée et contenant un nombre de tuyaux de vapeur à ailettes (*c*), dont le nombre, et par suite la surface de refroidissement, varient suivant le cube des locaux à chauffer par l'appareil.

L'arrivée de l'air frais à ces batteries par les conduits *b*, peut se régler à volonté au moyen de vannes à papillon ; de même, l'arrivée de la vapeur dans les tuyaux des batteries de chauffe, se règle par des robinets vannes.

L'air frais s'échauffe au contact des tuyaux de vapeur. Il s'échappe à la partie supérieure de la chambre de chauffe par une ouverture qui lui donne issue dans une canalisation en poterie et, de là, par les bouches, dans les salles à chauffer.

La vapeur chauffante arrive dans les tuyaux à une pression de 2 kilogrammes (1). L'air chaud distribué dans les salles n'est donc jamais porté à une température trop élevée. J'ajoute que le réglage des appareils de chauffe se fait très aisément et je n'aurais qu'à me louer de ce mode de chauffage s'il ne présentait deux inconvénients sérieux.

a. Dans l'origine, on avait pensé que la pulsion d'air chaud dans les salles aurait pour conséquence une filtration rapide de l'air de ces salles vers l'extérieur, à travers les interstices des portes et des fenêtres.

L'événement n'a pas répondu à l'attente des ingénieurs. La ventilation par pulsion ne se faisait pas de façon régulière. A certains moments, la température devenait excessive et fort pénible et on constatait dans les salles, pourtant très vastes, des odeurs désagréables. Sur ma demande, on a placé à la partie supérieure des salles des cheminées d'appel qui ont fait disparaître ces inconvénients. Aujourd'hui le chauffage et la ventilation des salles se font très régulièrement.

b. L'air chaud qui pénètre dans les salles y arrive avec une force de pénétration très grande. L'air des salles est fortement brassé et les poussières contenues dans cet air, celles que contient l'air chaud sont projetées contre les murs et y adhèrent. Les enduits deviennent très rapidement couverts d'une couche de crasse. Nous espérons faire disparaître prochainement cet inconvénient.

Pendant l'été, on arrête l'arrivée de la vapeur dans les chambres de chauffe. Le ventilateur, situé dans la chambre des machines, envoie dans les salles de l'air frais. Nous n'avons jamais eu à nous plaindre de la chaleur pendant l'été.

D. *Eau froide. Eau chaude.* — Dans toutes les parties du service, nous avons de l'eau froide, de source et propre à boire, de rivière et servant exclusivement aux nettoyages. Bien entendu, les canalisations sont distinctes.

---

(1) L'eau provenant de la vapeur condensée est éliminée par des purgeurs automatiques et est ramenée par des conduites de retour à la salle des chaudières.

Nous avons dans la maternité six postes d'eau où nous pouvons, à l'aide de serpentins branchés sur la canalisation à vapeur qui chemine dans les sous-sols, chauffer rapidement l'eau de source. Cette eau chauffée, mais non stérilisée, est dirigée par une canalisation spéciale vers les lavabos, les baignoires, les offices, etc.

E. *Lingerie*. — Le linge de la maternité porte une marque spéciale. Celui qui sert aux femmes infectées porte, en outre, en grosses lettres, le mot : « ISOLEMENT ».

La manutention se fait de la manière suivante : au moment des pansements, on roule au pied des lits, un chariot en tôle bien clos et ne servant qu'à cet usage, dans lequel on jette le linge dès qu'il est retiré du lit des malades ; les poussières qui s'en dégagent ne peuvent contaminer l'air des salles. Puis par des trémies, on fait descendre le linge sale dans des chambres bétonnées, faciles à désinfecter, que j'ai fait installer dans le sous-sol.

Tous les jours, des hommes de peine qui ne pénètrent jamais auprès des accouchées, font le tri du linge dans ces chambres : les pièces de pansement souillées sont brûlées ; le linge est compté par eux et porté à la buanderie, où il est lavé à part. Les hommes de peine ont pour cette besogne, des vêtements spéciaux, en toile. J'ai fait organiser dans le sous-sol de la maternité un local où ils se nettoient et où ils changent de vêtements, lorsque leur travail est terminé. Ces mêmes hommes ne touchent pas au linge propre : celui-ci est pris de la lingerie par une sous-surveillante et est distribué à l'aide de chariots spéciaux dans les diverses parties du service.

F. *Désinfection des vêtements des malades.* — Chaque femme entrant dans le service quitte tous les vêtements qu'elle a sur elle ; ceux-ci lui sont rendus à sa sortie, désinfectés ; les pièces de lingerie sont blanchies.

2° *Service de l'accouchement.* — Je me suis attaché quand j'ai organisé la maternité de l'hôpital Saint-Antoine, à ce qu'il y eût une séparation absolue entre le service de l'accouchement et celui des accouchées.

Il n'en est pas ainsi dans les maternités parisiennes que je connais. Je sais bien que, dans tous les services, les infirmières qui sont affectées à la salle d'accouchements ne donnent aucun soin aux femmes accouchées; mais il n'en est pas de même des sages-femmes. Il est commun de voir un roulement exister entre celles-ci (celle chargée de l'isolement excepté) et telle sage-femme qui a donné dans la journée des soins à des femmes accouchées assiste, pendant la nuit, les parturientes. C'est, à mon sens, une pratique défectueuse.

3

Tout d'abord un service est fait de manière plus régulière quand il est assuré par les mêmes personnes.

Il m'a semblé, de plus, que l'attribution à la salle de travail d'un personnel spécial et n'ayant jamais de point de contact avec les accouchées ne pouvait avoir que des conséquences heureuses au point de vue de la bonne pratique de l'asepsie.

Quelle que soit la sévérité avec laquelle nous isolons les femmes infectées, bon nombre d'accouchées que nous réputons saines, ont, en réalité, de l'infection des voies génitales, infection tellement légère que nous y attachons peu d'importance, mais que nous ne devons pas méconnaître.

Les sages-femmes qui soignent de telles femmes et qui font en même temps des accouchements risquent de contaminer les parturientes qu'elles assistent et l'expérience de chaque jour montre qu'un contage, peu virulent dans son origine, est capable de provoquer une infection des plus graves quand il pénètre dans les voies génitales, au moment de l'accouchement.

On dira, sans doute, que cette crainte est illusoire et qu'il est facile à une sage-femme de se désinfecter suffisamment les mains pour qu'aucun danger de contamination ne puisse exister.

Je ne méconnais pas la valeur de l'objection ; cependant, j'ai pensé que le meilleur procédé de désinfection étant encore de ne pas s'infecter, la sécurité des femmes venant accoucher dans une maternité aussi active que celle de l'hôpital Saint-Antoine, serait accrue par la séparation complète du service de l'accouchement.

Cette organisation m'a donné de trop bons résultats pour que je ne la signale pas.

Cela dit, quels sont les besoins du service d'accouchements et comment y est-il pourvu ?

Ce service doit pourvoir :

A. A l'examen des femmes qui, étant ou se croyant en travail, se présentent à toute heure du jour et de la nuit.

B. A l'assistance des femmes en travail.

Les locaux dont nous usons, sont groupés dans un pavillon, (voyez fig. 5.) situé au fond de la maternité et auquel on accède par la galerie qui borde le jardin.

Toute femme se présentant pour accoucher, est introduite dans la galerie fermée et chauffée par des radiateurs, précédant la salle d'accouchements et accédant directement à la salle d'examen.

L'infirmière de la salle d'accouchements la fait étendre sur le lit placé dans cette salle ; la sage-femme l'examine, prend sa température : si on observe des signes d'infection, on dirige la malade sur le service de l'isolement.

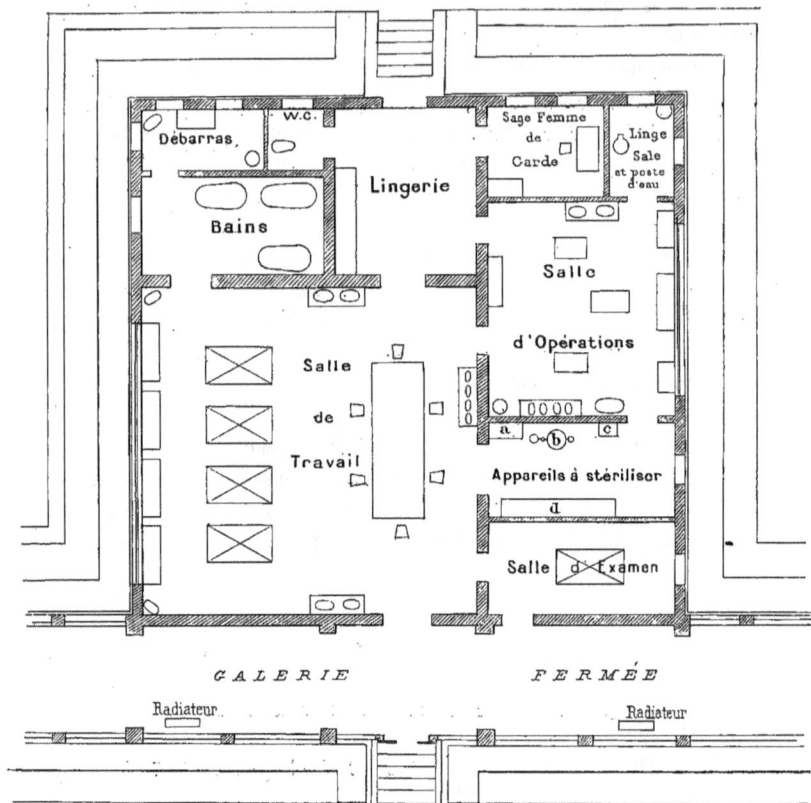

Fig. 5. — Pavillon d'accouchements.

Une salle de quatre lits, située à l'extrémité est du bâtiment qui borde à gauche la maternité, n° 33 du plan général, figure 2, est devenue une annexe de ce pavillon.

Les parturientes que l'on sait être infectées, sont immédiatement dirigées vers le service d'isolement.

Si la femme qui se présente est reconnue n'être pas en travail, elle retourne chez elle ; elle est hospitalisée dans le service des femmes enceintes, quand l'heure avancée de la nuit, la rigueur de la saison ou son état de misère ne permettent pas de la renvoyer à son domicile.

Si la malade est reçue, elle est dévêtue dans la salle d'examen, reçoit du linge propre; elle est conduite au bain en traversant la salle de travail : c'est là un inconvénient que la disposition défectueuse des locaux ne permet pas d'éviter.

Le bain pris, la malade vêtue, à nouveau, de linge propre, est couchée sur un des lits de la *salle de travail*.

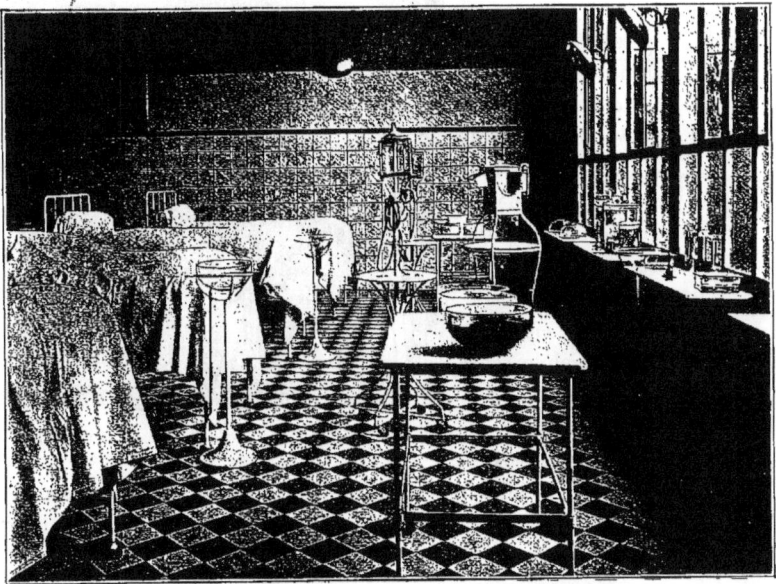

Fig. 6. — Disposition du mobilier dans la salle d'accouchements.

Cette salle est une vaste pièce ayant 8^m,90 de large sur 9^m,67 de profondeur, elle est haute de 4^m,80.

Elle est éclairée, le jour, par une vaste baie vitrée, malheureusement tournée vers le midi. La nuit, elle est éclairée par des lampes électriques avec réflecteurs et, s'il est nécessaire, par des lampes électriques tenues à la main.

La salle, dont les parois sont couvertes jusqu'à une hauteur de 1^m,75 d'un revêtement en faïence émaillée, contient quatre lits placés parallèlement, dont les pieds sont tournés vers la baie fenêtrée.

La figure 6 permet de saisir quelle est la disposition du mobilier de cette salle : au-dessous de la baie vitrée, courent des tablettes en opaline sur les-quelles sont les vases (tous en cristal) contenant les objets usuels. Tous les objets métalliques sont placés dans des boîtes de verre remplies d'une solution stéri-lisée de borate de soude à 5 0/0, ou dans des boîtes en cuivre, stérilisées.

Une table en lave émaillée, montée sur des châssis en fer, supporte trois cuvettes contenant en permanence des solutions, la première de permanga-nate de potasse ; la seconde, de bisulfite ; la troisième, de sublimé. Toute personne devant pratiquer le toucher doit y passer les mains après les avoir préa-lablement lavées et savon-nées avec soin.

Une autre table, en lave émaillée, supporte les bo-caux contenant la ouate, les compresses stérili-sées, etc.

Des cuvettes en verre montées sur des pieds en fer, un lavabo mobile, sont placés à proximité du lit où une femme accouche.

Enfin, deux lavabos fixes

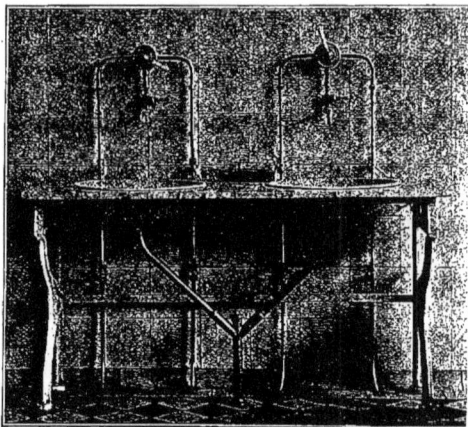

Fig. 7. — Modèle des lavabos en usage à la maternité.

(figure 7), deux vidoirs avec chasse d'eau (figure 8), une vaste table couverte de lave émaillée et servant de bureau, des balances, etc., com-plètent le mobilier de la salle de travail.

On a justement blâmé la promiscuité qui existe entre les parturientes dans les salles de travail de la plupart de nos maternités.

Quand j'ai installé la salle d'accouchements, j'ai eu la pensée de séparer les lits par des cloisons assez hautes pour qu'une malade ne pût voir accoucher sa voisine. Je ne l'ai pas fait parce que j'aurais dû supprimer un des lits, ce qui eût été un grave inconvénient.

Mais, ce qui rend inhumaine cette promiscuité, ce n'est pas tant la vue pour une femme qui est sur le point d'être délivrée, d'une voisine qui accouche naturellement à côté d'elle : c'est le long séjour, dans une même salle, de femmes ayant un accouchement laborieux et voyant pendant plusieurs heures se succéder à côté d'elles des femmes en travail; c'est la véritable terreur qui s'empare des parturientes, quand elles voient pratiquer des opérations sur leurs voisines.

J'ai essayé d'éviter, dans la mesure du possible, ces inconvénients.

J'aurais voulu avoir, dans le pavillon d'accouchements, une pièce où les femmes chez qui le travail, se poursuit lentement, eussent été soignées par le personnel du service d'accouchements, sans cependant être placées dans la salle de travail. La disposition des locaux ne me permettant pas la réalisation de ce vœu, j'ai affecté à ces femmes une pièce de quatre lits, située à l'extrémité du bâtiment qui limite à gauche la maternité. Dans cette salle, qui devrait par sa situation dépendre du service d'une salle d'accouchées, les femmes reçoivent les soins dont elles ont besoin du personnel de la salle d'accouchements. Elles ne sont reçues, dans celle-ci, qu'au moment d'être délivrées.

Quant aux opérations, elles sont pratiquées dans une salle communiquant directement avec la précédente (Voy. fig 5).

Les inconvénients résultant de la promiscuité des parturientes se trouvent ainsi réduits au minimum. J'ajoute que l'absence de cloisons dans la salle d'accouchements rend la surveillance des femmes bien plus facile; ce qui est un avantage appréciable.

La *salle d'opérations* est vaste et bien éclairée

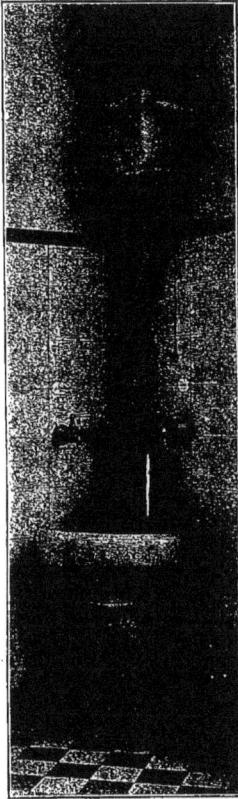

Fig. 8. — Modèle des vidoirs à eau sale en usage à la maternité.

par une baie vitrée tournée au nord. La figure 9 en donne l'aspect. Les murs, comme ceux de la salle de travail, sont recouverts sur une hauteur de 1^m,75 d'un revêtement en faïence émaillée.

Des tablettes en opaline courent au-dessous de la baie vitrée.

La table à opérations est en bois laqué. Des tables en fer couvertes de lave émaillée, des cuvettes montées sur pied en fer, une armoire en verre contenant les instruments sont les pièces principales du mobilier qui garnit cette salle.

Le pavillon d'accouchements contient enfin une pièce communiquant directement avec la salle de travail et avec la salle d'opérations et dans laquelle une infirmière, exclusivement chargée de ce soin, assure la stérilisation de l'eau, des instruments, etc., dont on se sert dans la maternité.

Dans cette pièce se trouve (Voy. fig. 5) un chauffe-linge a ; plusieurs tablettes en lave émaillée ou en opaline sont disposées en étage contre un des murs.

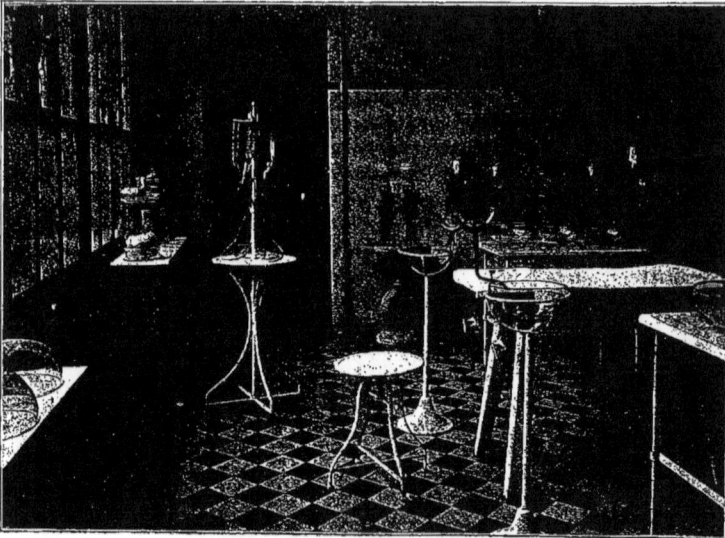

Fig. 9. — Aspect de la salle d'opérations.

J'y ai fait installer un appareil permettant la stérilisation de l'eau (b, fig. 5).

Dans cet appareil, construit par M. Lequeux, on a utilisé, pour stériliser l'eau, la vapeur qui nous était envoyée par la machinerie centrale.

La vapeur arrive (Voy. fig. 10) à une pression de 2 kilogrammes dans un serpentin S. Un manomètre M, placé sur le tuyau d'adduction, permet de s'assurer de la pression de la vapeur et par suite, de sa température.

Le serpentin est placé dans un récipient en cuivre d'une contenance réelle de 100 litres dans lequel l'eau à stériliser pénètre par un tube muni d'un robinet. Elle sort, après avoir été stérilisée, par un tube muni d'un robinet R', passe à travers un refroidisseur P dans lequel circule de l'eau à 12 degrés et vient s'accumuler dans un réservoir A.

Un manomètre M' permet de connaître le moment où la stérilisation est terminée.

Enfin, un tube d'évacuation reçoit l'eau de condensation de la vapeur et l'eau du refroidisseur. Un dispositif de tuyauterie que M. Lequeux a bien voulu installer, sur ma demande, permet d'avoir à volonté et presque sans disconti- nuer, dans la salle d'accouche- ments et dans la salle d'opéra- tions, de l'eau stérilisée très chaude, tiède ou froide, et préa- lablement débarrassée, par un filtre d'amiante, des précipités calcaires qui la troublaient. J'a- joute enfin que des tuyaux con- duisent directement l'eau stéri- lisée dans des barillets en verre contenant les solutions antisep- tiques qu'on emploie dans la salle de travail et d'accouche- ments (fig. 11).

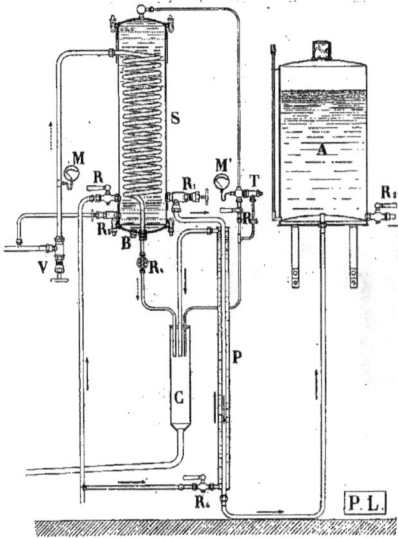

Fig. 10. — Schéma du stérilisateur d'eau.

A, réservoir d'eau stérilisée; S, serpentin; V, robinet de vapeur sur le tuyau d'adduction de la vapeur; M, mano- mètre placé sur le même tube; R, robinet sur le tube par lequel s'écoule l'eau stérilisée; P, refroidisseur; C, tuyau d'évacuation de l'eau de condensation et de l'eau du re- froidisseur; M', manomètre permettant de contrôler la pression dans le stérilisateur.

Cet appareil a fonctionné de- puis trois ans à mon entière sa- tisfaction.

Dans cette salle, se trouve éga- lement une étuve sèche pour stériliser les instruments (c, fig. 5). Nous ne pouvions utiliser à cet usage la vapeur d'eau; d'un autre côté, pour diminuer les risques d'incendie, on n'a fait pénétrer aucune conduite de gaz dans la maternité; il nous faut donc chauffer cette étuve avec de grosses lampes à alcool. Si les lampes ne sont pas tout à fait étanches ou si quelque faute est commise (alcool renversé, etc., etc.), nous observons des explosions et nous avons même, à plusieurs reprises, craint de voir le feu se propager dans la salle.

Ce mode de chauffage est dispendieux, et, ce qui est plus grave, il est dangereux. J'ai demandé, à plusieurs reprises, l'adduction d'une conduite de gaz dans cette salle et je n'ai pu l'obtenir. La dépense d'installation serait si

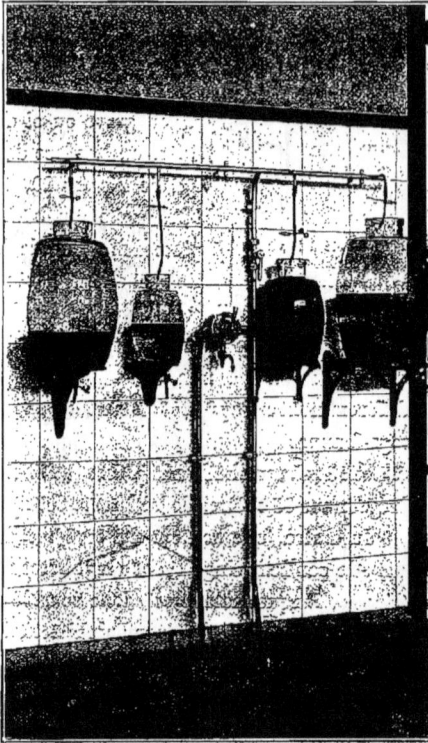

Fig. 11. — Barillets contenant des liquides antiseptiques.

Ils reçoivent directement du stérilisateur l'eau stérilisée. Entre eux est un robinet à manette permettant d'avoir à volonté, froide, tiède ou chaude, de l'eau stérilisée.

minime, l'économie qui en résulterait serait si réelle, la commodité du service (1) serait si grande que l'administration reviendra, je l'espère, sur sa décision première.

(1) L'absence de gaz nous empêche d'avoir un autoclave dans cette salle pour stériliser les pièces de pansement; l'infirmière est obligée d'utiliser un autoclave du laboratoire, d'où une grande complication dans le service.

4

3° *Service des femmes accouchées saines.* — Quand la femme est délivrée, on la place sur un chariot roulant. (Voy. fig. 12) et elle est conduite dans la salle d'accouchées, au lit qu'elle devra occuper, par la galerie vitrée et chauffée (figure 13) qui réunit celle-ci au pavillon d'accouchements.

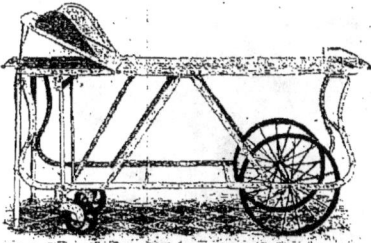

Fig. 12. — Modèle du chariot adopté à la maternité pour le transport des accouchées.

Si l'accouchée a dû subir une opération grave ou si elle est très fatiguée, on la place dans une pièce de quatre lits (n° 20, figure 2) située à l'extrémité du bâtiment de droite, pièce dans laquelle il n'y a pas d'enfants et où elle peut reposer avec plus de tranquillité. Quand on le jugera utile, on la placera dans la salle commune.

Le service des femmes accouchées saines occupe les deux bâtiments latéraux de la maternité, et se divise naturellement en deux parties où les accouchées sont indifféremment envoyées, et où chacune d'elles est placée sous la direction d'une sage-femme.

Voyez les figures 14 et 15 : chaque bâtiment présente d'abord une vaste salle ayant 8 mètres de largeur sur 35 mètres de longueur. Cette salle cintrée a, du plancher au sommet du cintre, une hauteur de 6^m,80 ; elle est éclairée par vingt et une fenêtres ; elle contient vingt lits et vingt berceaux.

Le cube d'air attribué à chaque malade est donc considérable ; je ne puis assez dire combien la disposition adoptée par l'architecte, M. Renaud, a été heureuse. L'aspect de ces salles d'accouchées (figure 16), avec sa peinture claire vernissée, ses nombreuses fenêtres, est des plus gais.

J'ai craint, au début, qu'il ne nous fût pas possible d'obtenir un chauffage régulier de ces vastes salles, et que les voûtes fussent très résonnantes. Mes craintes ne se sont pas réalisées. L'emploi de briques de liège dans une grande partie de ces salles, et notamment dans les voûtes, a été pour beaucoup dans ce résultat.

Chacune de ces vastes salles contient, comme annexes :

1° Une salle de quatre lits (utilisée dans un des bâtiments comme annexe de la salle de travail, dans l'autre pour recevoir les grandes opérées).

2° Une chambre pour deux nourrices.

3° Un office.

4° Une pièce de débarras.

5° Une lingerie.

6° Une salle où l'on change les enfants.

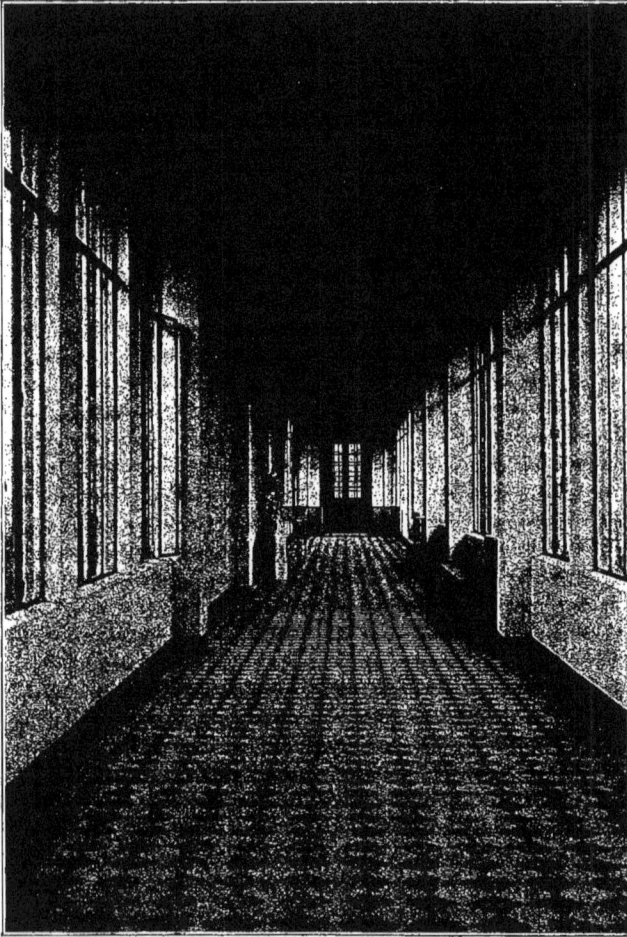

Fig. 13. — Vue de la galerie vitrée unissant entre elles les salles des accouchées et la salle d'accouchements.

7° Enfin un cabinet où se trouvent un vidoir pour les eaux sales et une trémie pour faire descendre le linge sale dans le sous-sol.

Les lits des accouchées (figure 17) sont entièrement en fer. Le sommier

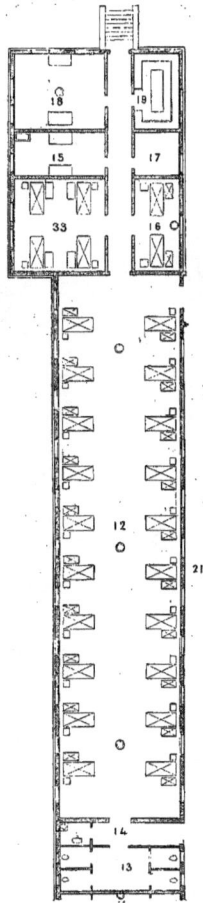

Fig. 14. — Plan de la salle Guillemeau (accouchées) et de ses annexes (salle bordant à gauche la maternité).

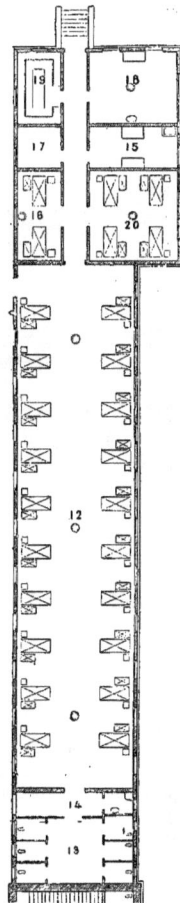

Fig. 15. — Plan de la salle Levret (accouchées) et de ses annexes (salle bordant à droite la maternité).

est représenté par une série de lattes métalliques unies entre elles par des articulations mobiles. Ces lattes, fixées à la tête du lit, reposent simplement sur une barre de fer transversale située au pied de celui-ci ; elles ont ainsi une souplesse suffisante.

A la tête du lit sont deux pancartes portant l'une (qu'on cache à volonté), le nom et l'état civil de la malade ; l'autre, l'observation médicale.

La table de nuit, très facile à nettoyer, est formée d'une carcasse en fer

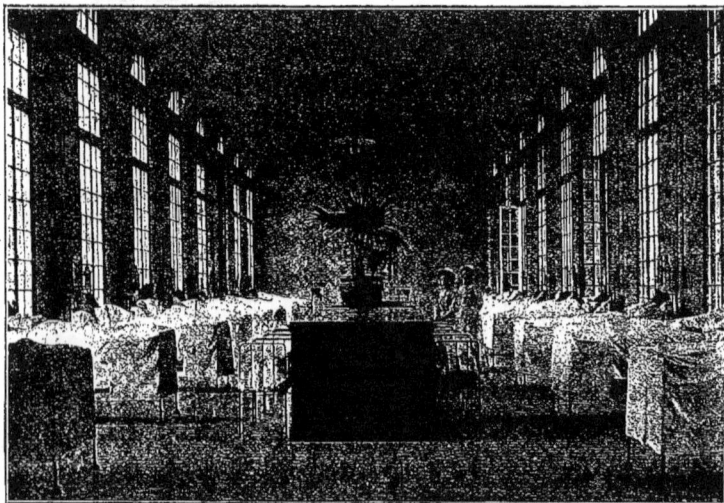

Fig. 16. — Vue d'une salle d'accouchées.

supportant deux tablettes de faïence blanche. A la partie inférieure, est un croisillon en métal supportant un bassin en faïence servant à la femme pour les toilettes.

Les matières fécales sont reçues dans des bassins spéciaux.

Le berceau (figure 18) est en fer. Le matelas sur lequel est couché l'enfant est rempli de balle d'avoine qu'on brûle chaque fois qu'un enfant quitte la maternité.

Dans chaque salle d'accouchées sont également des couveuses. Le modèle que j'ai adopté, est celui qui était en usage pour les enfants débiles de la Maternité du boulevard Port Royal, quand j'ai installé mon service.

Cette couveuse (figure 19) est commode parce que, formée seulement d'un cadre en métal et de glaces de verre, elle peut être désinfectée facilement et on peut aisément surveiller l'enfant qui s'y trouve.

Mais la difficulté avec laquelle on chauffe cette couveuse, surtout pendant l'hiver, la rend vraiment impraticable. Je crois devoir signaler ce fait, car ce modèle, qui séduit par sa simplicité, tend à se répandre.

Je pense pouvoir modifier ces couveuses et les rendre utilisables l'hiver prochain.

Les salles situées dans les annexes ne présentent aucune installation qui mérite d'être relevée.

J'ai pourtant représenté (figure 20) un coin de la salle de change des enfants, au moment où tout est préparé pour la toilette de ceux-ci.

4° Service des femmes accouchées malades. — Isolement. — Le service de l'isolement n'est pas exclusivement réservé aux femmes qui ont accouché dans le service et qui ont des suites de couches compliquées d'infection.

On y reçoit les femmes enceintes infectées, les femmes en travail infectées (1), et enfin des femmes accouchées en ville et envoyées à l'hôpital pour des accidents puerpéraux de nature infectieuse.

Ce service est, ainsi que je l'ai dit, situé dans un bâtiment séparé de la maternité; seul, un tunnel unit le sous-sol de ce service à celui de la maternité.

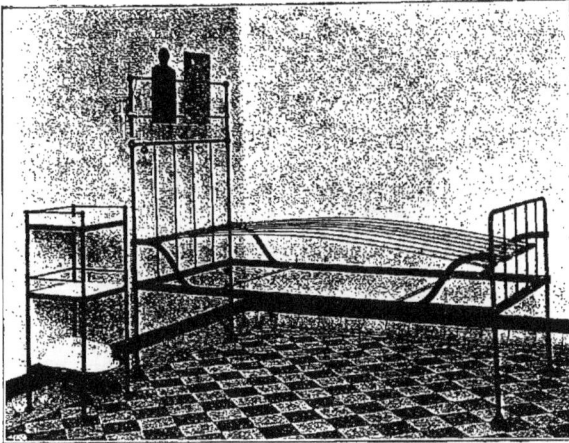

Fig. 17. — Lit et table de nuit en usage à la maternité de l'hôpital Saint-Antoine.

(1) Les femmes qui sont apportées à la maternité étant en travail et présentant de l'infection, sont accouchées dans le service de l'isolement par les élèves de garde que l'on désigne et qui, pendant quelques jours, ne font plus d'accouchements : on évite ainsi la contamination des malades saines qui accouchent en même temps à la maternité, et la femme réputée infectée, n'est pas accouchée par la sage-femme du service d'isolement, qui aurait pu, immédiatement auparavant, donner des soins à une femme atteinte d'accidents infectieux graves.

Le bâtiment de l'isolement, auquel on a donné le nom de pavillon Siredey et dont la figure 21 représente une des ailes, a une longueur de 35ᵐ,30 sur une profondeur de 6ᵐ,40.

La figure 22 permet de saisir la disposition des locaux qui constituent ce pavillon : un couloir large de 1ᵐ,50 donne accès dans huit chambres contenant un lit. Au centre est un office recevant de la chambre des machines la vapeur nécessaire à la table de chauffe pour les aliments, etc.

A l'une des extrémités du pavillon est un petit appartement formé de deux pièces où habite la sage-femme qui s'occupe des femmes isolées. A l'autre extrémité, est un lavabo avec trémie pour le linge sale, water-closet et vidoir.

J'ai organisé, tant bien que mal, dans un cabinet bien éclairé, mais que, malgré ma demande, on a fait trop étroit, une petite salle d'opérations réservée, bien entendu, aux femmes isolées. Le cabinet voisin sert de bureau à la sage-femme. J'y ai fait placer un appareil à stériliser l'eau, semblable, mais avec de plus petites dimensions, à celui qui se trouve dans le cabinet annexé à la salle d'accouchements.

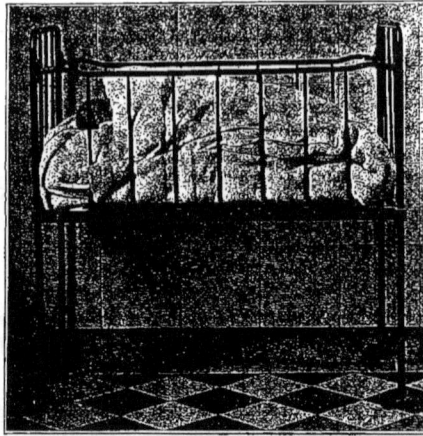

Fig. 18. — Berceau en usage à la maternité de l'hôpital Saint-Antoine.

Je ne dirai rien du mobilier qui garnit les chambres de ce pavillon : lits, tables et chaises sont en métal, et semblables aux meubles des autres parties du service.

La salle d'opérations contient une table à opérations en bois laqué. Les objets nécessaires sont placés sur des tablettes d'opaline qui courent le long des murs.

Une étuve permet de stériliser les instruments.

Des barillets en verre appliqués contre les murs reçoivent directement, du stérilisateur d'eau placé dans la pièce voisine, l'eau stérilisée.

Au point de vue du personnel, une sage-femme, une infirmière de jour et une infirmière de nuit sont attribuées à ce service. Un infirmier spécial vient en aide à ce personnel. Le même infirmier s'occupe du laboratoire.

5° *Service des femmes enceintes.* — On ne reçoit dans ce service que les femmes dont la grossesse est traversée d'accidents et celles qui présentent

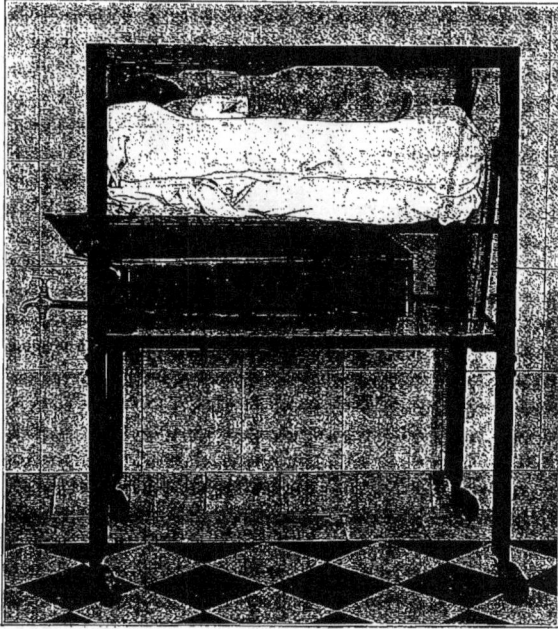

Fig. 10. — Couveuse en usage à la maternité de l'hôpital Saint-Antoine.

quelque anomalie du bassin ou chez qui il y a lieu de craindre un accouchement laborieux.

J'ai dit que les femmes enceintes atteintes d'affections contagieuses (pneumonie, etc.) étaient placées dans le service de l'isolement. Celles qui ont des fièvres éruptives, érysipèle, etc., ne sont pas reçues dans le service; elles sont immédiatement dirigées sur l'hôpital spécial d'Aubervilliers.

Le service des femmes enceintes est situé à l'aile gauche du bâtiment de façade de la maternité.

Il est composé (figure 23) d'une grande salle de 12^m,25 de longueur sur 8 mètres de largeur. Cette salle contient neuf lits.

Comme annexes, cette salle a une salle de bains, un office, un ouvroir, un lavabo avec eau froide et eau chaude, des water-closets ; une trémie, etc.

6° *Service de la consultation*. — J'avais vivement désiré qu'une consultation destinée aux nourrissons fût installée dans la maternité. A cette consultation, on ne se fût pas contenté d'examiner les enfants malades, mais on

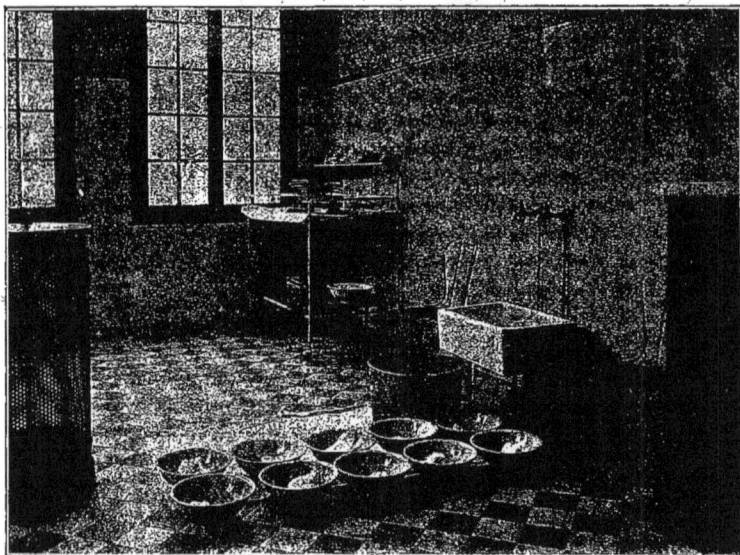

Fig. 20. — Au centre (côté gauche de la figure) est le diffuseur d'air chaud qui chauffe la pièce. Contre un des côtés est un chauffe linge, chauffé à la vapeur ; à l'autre extrémité, une crèche en métal sur laquelle est la balance qui sert à peser chaque jour les enfants, et divers objets nécessaires à la toilette de ceux-ci. L'eau froide et l'eau chaude arrivent au-dessus d'une profonde cuvette en faïence. Dix cuvettes contenant chacune de la ouate sont préparées pour les dix enfants qui vont être lavés.

eût fait, ainsi que cela se pratique dans un certain nombre d'hôpitaux et de dispensaires, des distributions de lait stérilisé aux enfants de femmes indigentes.

Une telle consultation eût rendu d'immenses services dans un quartier comme celui dans lequel se trouve la maternité de Saint-Antoine, où tant de femmes chargées de famille sont dans une grande misère.

Je ne veux pas abandonner l'espoir de voir une telle consultation organisée dans mon service.

J'ai, du reste, installé un laboratoire dans lequel on pourrait faire stériliser le lait. Il est prêt à fonctionner. J'ai obtenu, il y a plus de deux ans, sur les fonds provenant du pari mutuel, la somme nécessaire à l'achat des appareils nécessaires pour stériliser. Je pense que ces fonds n'ont pas reçu une autre destination.

Il ne me reste donc plus à avoir que les crédits nécessaires à l'achat du lait que nous distribuerons, et aux gages du serviteur nécessaire pour le nettoyage des bouteilles, la stérilisation du lait, etc.

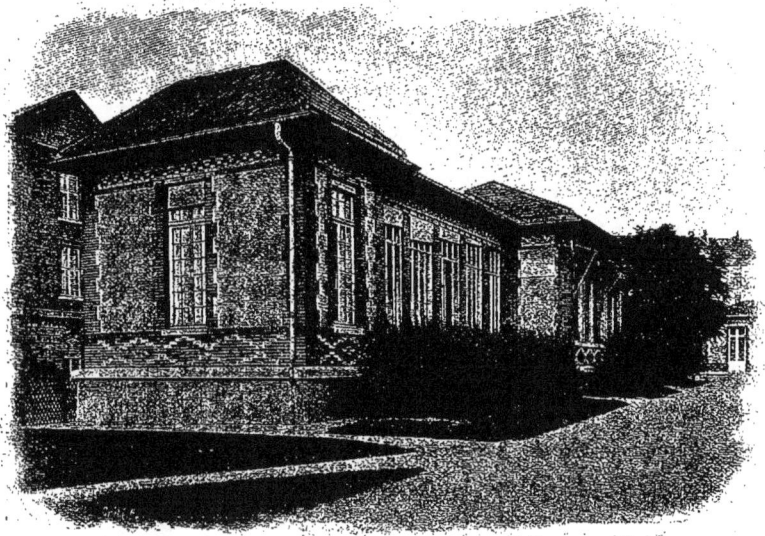

Fig. 21. — Vue du pavillon d'isolement.

Ce ne peut être bien longtemps un obstacle à la réalisation d'une œuvre d'assistance qui rendrait de grands services.

Je ne veux pas terminer ce qui a trait à cette consultation de nourrissons, sans adresser mes remerciements à M. H. de Rothschild qui a installé une semblable consultation dans son dispensaire privé, et qui veut bien donner du lait aux enfants que je lui adresse.

La consultation est actuellement réservée aux femmes enceintes qui, désirant ou non accoucher à la maternité, viennent demander avis sur leur état. Cette consultation se fait dans les locaux qui sont situés dans l'aile droite du bâtiment d'entrée (fig. 24).

Une salle large de 7^m,75, profonde de 8^m,50, contient trois lits dont les pieds sont dirigés vers des fenêtres. Le long des murs, sont fixées des tablettes en opaline, sur lesquelles sont les bocaux en verre contenant la ouate, etc., et les objets nécessaires.

Des barillets en verre contiennent les solutions antiseptiques dont on peut avoir besoin.

Un lavabo, avec robinets à eau chaude et à eau froide, permet le lavage des mains.

A l'autre extrémité de la salle, est une table spéculum.

Dans un angle de la pièce, est un espace de 3^m,20 sur 3^m,50, clos par des cloisons de verre dépoli, qui sert de vestiaire aux femmes. Ce vestiaire contient un lavabo.

A la salle de consultation, est annexé un cabinet où se trouve un vidoir, et où j'ai fait aménager ce qui est nécessaire à la toilette intime des malades.

Tels sont les locaux.

L'organisation des consultations dans les hôpitaux a donné lieu, dans ces derniers mois, à un certain nombre de critiques, surtout de la part de M. le professeur Fournier qui les a éloquemment portées à la tribune de l'Académie de médecine.

Il est peut être intéressant de dire comment la consultation est faite dans mon service.

Elle a lieu deux fois par semaine, et est faite très exactement à 9 heures du matin par M. le Dr Tissier ou par moi.

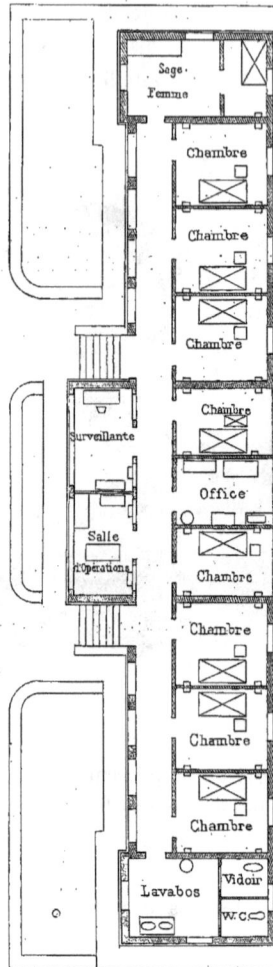

Fig. 22. — Plan du pavillon d'isolement.

Les femmes reçoivent, dès qu'elles se présentent, un numéro d'ordre et attendent dans le vestibule de la maternité, qui est chauffé en hiver.

Elles sont introduites à tour de rôle dans la salle de consultation et sont interrogées sur leurs antécédents, le motif qui les conduit à la consultation, par la sage-femme de service qui établit une fiche si la malade se présente pour la première fois, ou qui mentionne les renseignements reçus sur la fiche déjà existante, si la femme est déjà venue à la consultation. La fiche me sera présentée quand j'arriverai près de la malade et je n'aurai pas besoin de faire subir à la malade un interrogatoire qui, fait devant de nombreux assistants, peut lui être pénible.

La fiche une fois établie, la malade est introduite dans le vestiaire où une infirmière la fait déshabiller complètement devant elle, lui fait laver la figure et les mains s'il y a lieu, et lui fait revêtir du linge propre. La malade est ensuite conduite dans le cabinet de toilette attenant à la salle de consultation.

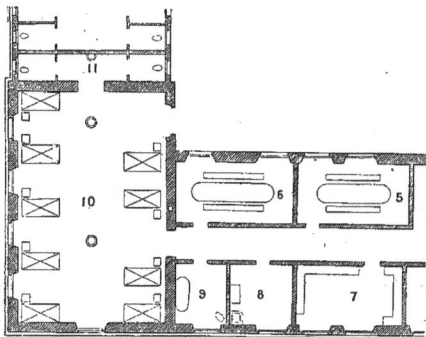

Fig. 23. — Plan de la salle des femmes enceintes et de ses annexes.

Là, ont été préparés des bassins préalablement bien nettoyés, en nombre suffisant pour qu'un bassin ne serve pas deux fois pendant la séance ; chaque femme, sous la surveillance d'une infirmière, procède à une toilette complète des organes génitaux externes. La femme est alors conduite vers un des trois lits sur lesquels on place, pour chaque malade, des draps propres. Elle est examinée par un élève que je désigne. Je l'examine à mon tour et lui donne l'avis qu'elle demande.

Voilà, pourra-t-on me dire, bien des complications qui allongent indéfiniment la durée de la consultation. Je puis assurer qu'il n'en est rien : il suffit que le service soit fait par de bonnes infirmières pour que tout se passe avec grand ordre et sans arrêt. Il est commun qu'en une heure et demie, vingt malades soient examinées soigneusement et reçoivent un avis sérieux. La durée de la consultation n'est donc pas excessive.

Je sais que la quantité de linge sali à la consultation est considérable, mais ce n'est là qu'un inconvénient sans intérêt.

Je crois avoir, par cette organisation, répondu à bon nombre de reproches qu'on adresse justement à nos consultations hospitalières.

7° *Service de l'enseignement.* — Depuis le mois de décembre 1898, la maternité de l'hôpital Saint-Antoine a été désignée comme devant recevoir les étudiants en médecine qui font leur stage d'accouchements. Ce stage, qui était d'un mois seulement, a, depuis le 1ᵉʳ décembre 1899, une durée de trois mois.

Les stagiaires sont tour à tour de garde pendant vingt-quatre heures. Durant ce temps, ils restent à la maternité et doivent faire les accouchements sous la surveillance de la sage-femme.

Les élèves ont à leur disposition une salle de réunion spacieuse ayant 8 mètres de long sur 5ᵐ30 de large, dans laquelle ils peuvent travailler pendant le jour et où trois lits leur permettent de reposer pendant la nuit, quand ils ne sont pas appelés à la salle d'accouchements. A

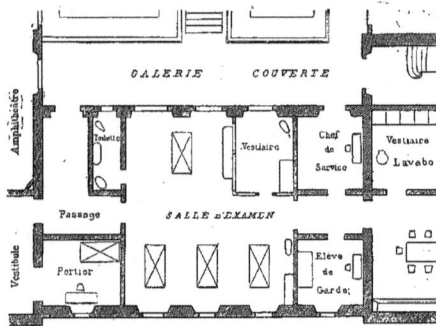
Fig. 24. — Plan du service de la consultation.

cette salle, est attenant un grand vestiaire contenant des armoires où les élèves placent leurs vêtements de ville, un lavabo, un urinoir et des water-closets qui leur sont exclusivement réservés.

J'ajoute enfin qu'une petite pièce voisine de la grande salle de réunion, permet aux externes qui restent à la maternité de travailler avec tranquillité. C'est également dans cette chambre que couchent les étudiantes qui sont appelées à faire leur stage dans la maternité.

Les élèves stagiaires ne pénètrent dans le service que vêtus de blouses qui leur appartiennent, mais qui sont blanchies par les soins de l'hôpital.

Les élèves stagiaires doivent prendre l'engagement d'honneur de ne suivre aucun service de médecine ni de chirurgie, et de n'aller ni dans les amphithéâtres d'anatomie, ni dans ceux de médecine opératoire pendant la durée de leur stage.

Malheureusement, il est une disposition réglementaire à propos de laquelle j'ai déjà formulé des réclamations, sans réussir à la faire modifier et qui, si elle était maintenue, entraînerait de si grands dangers pour les accouchées que le stage, tel qu'il est institué, ne pourrait subsister.

Bon nombre des élèves doivent, en effet, passer leur examen de médecine opératoire pendant la durée de leur stage obstétrical. On comprend aisément que les étudiants qui sont sur le point de subir cette épreuve s'attachent à suivre les séances d'examen afin de voir leurs camarades opérer, et qu'ils saisissent toutes les occasions qu'ils peuvent avoir d'opérer eux-mêmes, soit aux amphithéâtres de la Faculté, soit dans ceux de l'Assistance publique.

Parfois même, ils sont mis en séries par la Faculté : tel étudiant, pour se conformer à ses obligations scolaires, doit suivre ma visite le matin, en examinant des femmes enceintes ou accouchées, courir à une heure à l'école pratique de la Faculté et y pratiquer sur le cadavre des opérations, puis enfin revenir en hâte vers 4 heures à la maternité pour y faire des accouchements.

On m'a objecté que les cadavres mis à la disposition des étudiants étant injectés, le danger était moins grand que je ne le pensais. L'objection n'est pas fondée.

Assurément, les amphithéâtres d'anatomie et de médecine opératoire, ne sont plus aujourd'hui ce qu'ils étaient au temps de Semelweiss, mais je ne pense pas qu'on puisse sérieusement soutenir qu'ils sont des endroits où l'asepsie règne en souveraine maîtresse.

Personne ne pourra se refuser à admettre que les chances d'infection pour les femmes de nos services ne se trouvent fort accrues si les stagiaires qui les accouchent vont en même temps dans les salles de médecine opératoire, s'ils pratiquent des opérations sur les cadavres qui s'y trouvent.

Devant l'insuccès de mes demandes fréquentes, j'ai dû m'adresser aux étudiants eux-mêmes et réclamer de leur bonne volonté la suspension de leur stage d'accouchements, dès qu'ils devraient aller dans les amphithéâtres. Ils l'ont fait avec un scrupule auquel je tiens à rendre hommage, mais c'est là une anomalie qui ne peut durer.

Si, avec juste raison, on impose aux étudiants un stage obstétrical de trois mois, il faut que, pendant ce temps, ils n'aient pas d'autre souci que de s'occuper d'obstétrique.

Il faut de plus que ce stage puisse être fait sans qu'il en résulte aucun danger pour les femmes que nous hospitalisons.

Or ce danger existera tant que l'examen de médecine opératoire ne sera pas placé avant ou après le stage obstétrical (plutôt avant qu'après), tant que l'interdiction de fréquenter les amphithéâtres d'anatomie pendant le stage obstétrical ne sera pas devenue un article de règlement.

J'ajoute enfin que cette réforme s'impose de manière d'autant plus pressante que les étudiants, qui sont sur le point de passer un examen de médecine opératoire, peuvent se laisser entraîner à répéter des opérations dans les amphithéâtres d'autopsie et que les pires dangers en peuvent résulter pour nos malades.

Je n'ai pas besoin, j'en suis sûr, d'en dire plus pour obtenir une modification définitive des règlements actuels.

Avant de terminer ce qui a trait au service de l'enseignement, je mentionnerai l'aménagement dans une vaste pièce de 12^m,70 de long sur 8^m,50 de large, d'une belle salle de conférences dans laquelle on peut faire des projections.

Enfin je dispose d'un grand laboratoire composé de trois pièces. (Voyez la figure n° 25.)

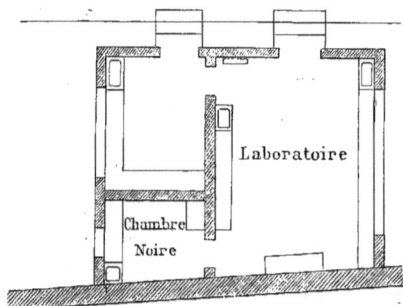

Fig. 25. — Plan du laboratoire.

Une salle sert auxtravaux d'histologie, de bactériologie et aux recherches de physiologie : (Voyez fig. 26).

Une pièce sert de chambre noire; une prise de courant nous permet d'y pratiquer des recherches radiographiques.

Enfin, une grande pièce est utilisée comme laboratoire de chimie. Nous avons, en outre du laboratoire, un petit pavillon où vivent les animaux en expérience.

8° *Personnel de la maternité.* — Le personnel médical est ainsi composé :
Le chef de service et son assistant,
Un interne.
Quatre externes.
Un interne en pharmacie.
Cinq sages-femmes.
Un poste téléphonique placé dans la maternité me permet, ainsi qu'à mon

collègue le Dr Tissier, d'être en communication constante avec le service.

L'interne réside hors de la maternité, dans le pavillon affecté, dans l'hôpital général, au logement des internes. Sa chambre est reliée par un fil téléphonique à la salle d'accouchements.

Les sages-femmes habitent dans la maternité.

La sage-femme qui est affectée au service de l'isolement réside dans un petit appartement situé dans le pavillon des femmes malades.

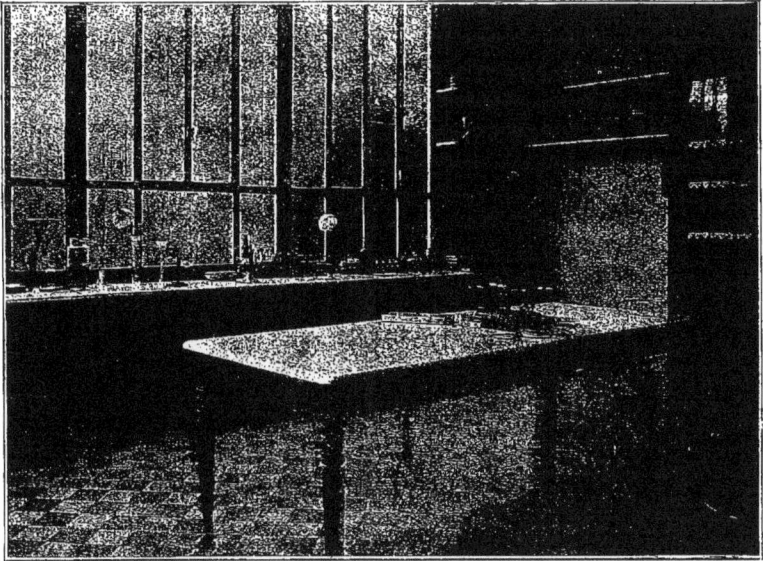

Fig. 25. — Laboratoire d'histologie.

Les autres sages-femmes habitent dans les chambres, situées au premier étage du bâtiment d'entrée.

Toutes les sages-femmes prennent leurs repas en commun. Elles reçoivent de la cuisine centrale de l'hôpital leurs aliments non préparés.

Elles ont à leur disposition une cuisine où une domestique leur prépare leurs aliments, — une salle à manger et enfin une salle de réunion.

Les externes résident hors de l'hôpital.

Le personnel administratif comprend :
Une surveillante.

Trois suppléantes dont une fait fonction de surveillante pendant la nuit.

1 première infirmière.

14 infirmières.

2 nourrices sèches.

2 nourrices avec leur enfant.

1 infirmier concierge pour la nuit.

4 infirmiers.

Les infirmiers et le concierge prennent leurs repas et habitent dans l'hôpital général.

Tout le reste du personnel vit dans la maternité.

Les infirmières reçoivent leurs aliments tout préparés de la cuisine centrale.

Elles prennent leurs repas en commun dans un réfectoire que je leur ai fait aménager dans la maternité (figure 2 n° 5).

Les infirmières habitent au premier étage du bâtiment d'entrée de la maternité. Chacune d'elles a sa chambre, suffisamment grande, munie d'une grande fenêtre et d'une cheminée.

Le mobilier de chacune de ces chambres est le suivant : un lit en fer, une table de nuit, une commode, une table toilette et deux chaises. Les chambres, dont les murs sont vernissés, peuvent être facilement tenues en parfait état de propreté. La surveillante du service et moi-même nous assurons qu'il en est ainsi.

La première infirmière, les suppléantes, la surveillante reçoivent leurs aliments en nature de la cuisine centrale ; chacune d'elles a, dans la maternité, un petit appartement composé de deux pièces et d'une cuisine.

Tout le personnel féminin vit donc complètement dans la maternité.

On m'excusera d'être entré dans les détails qui précèdent ; ils ne paraîtront insignifiants qu'à ceux que n'intéressent pas les questions soulevées par notre organisation hospitalière.

J'entends bien souvent déplorer l'insuffisance professionnelle de nos infirmières, leur mauvaise tenue et la difficulté de leur recrutement. Ces reproches ne sont que trop souvent fondés. Mais quelle en est la cause? Il faut, plutôt encore que la modicité de leur salaire, accuser les conditions défectueuses dans lesquelles on les oblige à vivre dans la plupart des hôpitaux.

Déjà l'Administration a tenté de relever le niveau moral de la corporation en fondant les écoles d'infirmières : elle a réussi dans une certaine mesure. Mais ces écoles ne s'adressent qu'à une élite parmi les infirmières.

6

Elle doit faire plus et, à ce point de vue, les résultats obtenus à la maternité de l'hôpital Saint-Antoine doivent être tenus pour intéressants.

Tout d'abord, nous avons trouvé grand avantage à ce que les filles de service ne sortent pas du service pour prendre leurs repas. Grâce à cette mesure, il existe une grande cohésion entre toutes les infirmières qui vivent continuellement ensemble, et la discipline du service y a gagné.

Enfin, les infirmières habitant à la maternité, non dans des dortoirs malsains et dans une fâcheuse promiscuité, mais y ayant chacune une chambre qui constitue son petit home, sont plus attachées à leur service.

J'attribue plutôt à l'amélioration des conditions matérielles dans lesquelles se poursuit la vie de mes infirmières, qu'à la sévère discipline à laquelle elles sont soumises, la bonne tenue qu'elles ont et qui frappe les personnes qui visitent mon service.

Que l'Administration fasse disparaître ces dortoirs dans lesquels elle condamne les infirmières à vivre, que les chefs de service s'intéressent à la vie de leurs infirmières et qu'ils s'attachent à l'améliorer, que celles-ci se sentent moins abandonnées et je suis convaincu que les reproches qu'on adresse souvent au personnel inférieur de nos hôpitaux ne seront plus justifiés. Les résultats obtenus à la maternité de Saint-Antoine doivent être un encouragement à persévérer dans cette voie.

9° *Œuvres d'assistance venant en aide aux femmes hospitalisées.* — 1° Toutes les femmes qui viennent accoucher peuvent amener leurs enfants. Ceux-ci sont envoyés à la campagne (à Thiais) pendant le séjour de leur mère à l'hôpital. Ils sont ramenés à la maternité le jour où la mère doit en sortir.

Toutes les semaines et, plus souvent s'il est nécessaire, la mère reçoit des nouvelles de ses enfants.

Je signale en terminant que chaque femme sortant de la maternité reçoit pour son enfant un maillot neuf.

Des donations particulières et le fonds de secours destiné aux accouchées sortant des hôpitaux de Paris, permettent, en outre, de donner des secours aux femmes qui sortent de la maternité.

Le fonds de secours est alimenté par les sommes provenant :

1° de la fondation Bettina de Rothschild ;

2° du crédit ouvert chaque année au sous-chapitre 21, art. 2 du budget général pour secours de sortie aux femmes accouchées chez les sages-femmes de la ville et dans les hôpitaux ;

3° de la fondation Montyon ;

4° de divers dons particuliers.

Les revenus de la Fondation Bettina de Rothschild sont distribués en secours aux accouchées nécessiteuses inscrites ou non au bureau de bienfaisance, quels que soient leur religion, leur état civil et leur situation sociale. (Arrêté du Préfet de la Seine en date du 30 janvier 1893, autorisant l'administration générale de l'Assistance publique à Paris à accepter la donation faite par M. le baron de Rothschild, en vue d'honorer à perpétuité la mémoire de Mme la baronne Albert de Rothschild, née Bettina de Rothschild, sa fille.)

Les revenus de cette fondation sont répartis chaque année entre tous les hôpitaux de Paris possédant un service interne d'accouchement, proportionnellement au nombre de femmes qui y sont accouchées l'avant-dernière année.

Aucun secours ne peut être inférieur à six francs ni supérieur à cinquante francs.

Les revenus de la fondation Montyon sont distribués après enquête et sur la proposition des Directeurs d'hôpitaux par les soins des Bureaux de bienfaisance aux malades et accouchées sorties.

En ce qui concerne la maternité de l'hôpital Saint-Antoine les sommes mises à la disposition du directeur en faveur des accouchées se sont élevées à :

4 370 fr. en 1897, pour 1 560 accouchées (1).
3 700 fr. en 1898, pour 1 873 accouchées (1).
3 500 fr. en 1899, pour 1 976 accouchées (1).

Ces sommes sont malheureusement fort insuffisantes par rapport aux besoins des malheureuses qui viennent nous demander secours et nous sommes souvent dans la nécessité de laisser partir de l'hôpital sans secours ou avec un secours insignifiant, des femmes chargées de famille, et dont la misère est pitoyable (2).

(1) Y compris les femmes accouchées chez les sages-femmes agréées de la ville.
(2) Je n'ai fait allusion dans ce qui précède qu'au service interne. Un certain nombre de sages-femmes agréées des hôpitaux habitant dans le voisinage de la maternité reçoivent les femmes qui se présentent pour être reçues dans mon service, mais que nous ne pouvons admettre faute de place.

DEUXIÈME PARTIE

FONCTIONNEMENT DE LA MATERNITÉ

DU 18 MAI 1897 AU 1ᵉʳ JANVIER 1900

I

PERSONNEL MÉDICAL DU SERVICE.

Le personnel du service a été constitué de la manière suivante pendant ces trois années :

Année 1897. — *Interne.* — M. Mercier.

Externes. — MM. Cathala, Spindler, Kassaboff, Peaudecerf.

Sages-femmes. — Mmes Bernard, Girard, Veyssière, Marcoux, Andouillé, Jouve.

Élèves stagiaires ou bénévoles qui ont suivi le service. — MM. Chantreux, Robin, François, Trotin, Normandin, Polytis, Levêque, Jousselin, Vacquerie, Chéru, Degez.

Année 1898. — *Interne.* — M. Keim.

Externes. — MM. Salmon, Baron, Gerboud, Mlle Medvenikoff.

Sages-femmes. — Mmes Bernard, Girard, Andouillé, Jouve, Forney, Pierre.

Élèves stagiaires ou bénévoles qui ont suivi le service. — MM. Chéru, Goin, Dubar, Abrant, Bouffler, Bourgeois, Cochard, Creté, Egret, Henrot, Jacobsohn, Laporte, Lazard, Monjauze, Moret, Morfaux, Noël, Péchin, Petit, Pigot, Roussel, Soullard, Terral.

Année 1899. — *Interne.* — M. Bufnoir.

Externes. — MM. Bloch, Sevray, Eloy, Ouvrier, Demay.

Sages-femmes. — Bernard, Schœnfeld, Andouillé, Jouve, Lesieur, Pierre.

Élèves stagiaires ou bénévoles qui ont suivi le service :

Janvier. — MM. Anglade, Arnoux, Mlle Baudouin, MM. Bauf, Belloy, Chancelay, Chatard, Coulomb, Cousteau, Fouque, Lefilâtre, Mahar, Mayer, Merresse, Mounier, Picquemard, Ramonet, Ruais, Sichère, Willemin.

Février. — MM. Berry, Bizard, Du Bouchet, Boutron, Calandrand, Cornet, Diez, Dubar, Duval, Ermange, Eveno, Faivre, Fougères, Gadreau, Grellet, Jacobsohn, Joubert, Landouaré, Macquart, Meunier, Reilhac, Roger, Roussy, Gros, Gros Richard.

Mars. — MM. Andrieu, Bauby, Chaussé Lapice, de la Croix, de la Valette, Dieupart, Durandeau, Herboul, Hermann, Labray, Lopez, Métivier, Pautrot, Petit, Rougier, Durand, Duval, Demay, Champion.

Avril. — MM. Arrivé, Asselineau, Boilleau, Husson, Lafforgue, Laurens, Lucas, Mayeur, Mesley, Rabot, Sappin-Trouffy, Saurain, Simonet, Chapron, Guichard.

Mai. — MM. Blancher, Clément, Cohendy, Delisle, Delprat, Ferrand, Forget, George, Gilbert, Laval, Lazard, Le Coniat, Lefèvre, Périchon, Pineau, Saint-Martin, Spourgitis, Tabourin, Thiroux, Wuilieme, Leclerc, Jamart.

Juin — MM. Audy, Auvray, Bevalot, Chéru, Clerc, Fortin, Franco, Giboteau, Guesdon, Imbault, Jaucent, Kaufmann, Krijevoski, Morlon, Pamart, Remoussenard, Siot, Sueur, Teutchoff, Michel, Constantidines, Bach.

Juillet. — Crasson, Leprince, Marçais, Prestrelle, Bach, Polack, Imbault, Maloucato, Delcamp, Sambon, Maury, Abram, Demianidos, Cambanis, Décypris, Durey.

Décembre. — MM. Perret, Chassaing, Marais, Mesnain, Rousseau, Fonteilles, Bouroullec, Fontaine, Durand Roger, Durand Louis, Le Buanec, Bugnot, Barthez, Ledosseur, Barret, Ricoulleau, Chadzyinski, Jouret, Dauthez, Maurin, Desbiez.

II

MOUVEMENT GÉNÉRAL DU SERVICE

Mères. — De la date de l'ouverture de la maternité au 1er janvier 1900, 4 159 femmes ont été reçues et hospitalisées à la maternité (le service des femmes enceintes excepté).

Sur ce nombre, 3 704 femmes ont été délivrées à la maternité.

On reçoit à la maternité de l'hôpital Saint-Antoine toutes les femmes qu'on y amène après avoir été délivrées en ville, qu'elles aient des suites de couches en apparence normales ou qu'elles soient infectées : 455 femmes sont entrées dans le service dans de telles conditions :

Au point de vue de la mortalité le résultat a été le suivant :

A. Femmes *délivrées dans le service :*

						Mortalité.
1897	*femmes*	905	mortes	14	....	1,54 p. 100
1898	*femmes*	1386	mortes	15	....	1,08 p. 100
1899	*femmes*	1413	mortes	21	....	1,49 p. 100

Ces proportions représentent la mortalité totale, quelle qu'ait été la cause de la mort.

B. Femmes *délivrées en ville et reçues ensuite dans le service.*

						Mortalité.
1897	*femmes*	78	mortes	8	....	10,25 p. 100
1898	*femmes*	146	mortes	10	....	6,85 p. 100
1899	*femmes*	231	mortes	26	....	11,20 p. 100

Ces proportions élevées sont dues à ce que beaucoup de ces femmes qui sont entrées à la maternité après avoir été délivrées en ville nous ont été conduites parce qu'elles avaient des accidents infectieux. Pour quelques-unes, l'état était si grave qu'elles ont succombé quelques heures après leur entrée dans le service.

Enfants. — Pendant ces trois années, 3427 enfants ayant plus de 180 jours de vie intra-utérine sont nés dans le service.

Mais il importe de préciser ce qu'étaient ces enfants, ce qu'ils sont devenus.

Or sur ces 3 427 enfants, 238 étaient morts au moment de leur naissance : 3 189 enfants sont nés vivants. Sur ces 3 189 enfants, 152 ont succombé avant que leurs mères aient quitté l'hôpital.

Voilà le résultat brut :

Il est intéressant de suivre année par année les variations qu'a présentées la mortalité infantile. Voyez le tableau n° 1 :

Les enfants nés morts après 180 jours de vie intra-utérine sont de deux ordres :

Enfants ayant plus de 180 jours de vie intra-utérine. (Tableau n° 1.)

	1897								1898												1899												
	MAI	JUIN	JUILLET	AOÛT	SEPTEMBRE	OCTOBRE	NOVEMBRE	DÉCEMBRE	JANVIER	FÉVRIER	MARS	AVRIL	MAI	JUIN	JUILLET	AOÛT	SEPTEMBRE	OCTOBRE	NOVEMBRE	DÉCEMBRE	JANVIER	FÉVRIER	MARS	AVRIL	MAI	JUIN	JUILLET	AOÛT	SEPTEMBRE	OCTOBRE	NOVEMBRE	DÉCEMBRE
Enfants morts avant le travail (morts macérés)	3	9	8	4	4	9	2	8	4	2	6	4	9	3	11	5	8	7	4	5	9	5	2	6	13	9	3	4	5	4	7	8
Total				47									68												78							
Enfants morts pendant le travail	»	1	2	8	»	»	2	5	2	2	3	1	»	2	1	1	1	2	1	»	1	»	1	1	3	3	1	1	»	1	1	1
Total				18									16												14							
Enfants nés vivants	56	112	116	115	108	99	111	83	99	99	101	97	99	90	115	103	76	110	99	110	102	90	108	96	106	97	99	101	112	105	91	91
Total				800									1 191												1 198							
Total général				865									1 275												1 287							

Mortalité des enfants nés vivants après 180 jours de vie intra-utérine. (Tableau n° 2.)

	1897	1898	1899	TOTAL.
Nombre d'enfants nés vivants dans le service, après 180 jours de vie intra-utérine	800	1 191	1 198	3 189
Nombre d'enfants morts après leur naissance	44	64	44	152
Mortalité	5,50 %	5,37 %	3,67 %	4,76 %

	1897								1898												1899												
Nombre d'enfants nés vivants dans le service, après 180 jours de vie intra-utérine	56	112	116	115	108	99	111	83	99	99	101	97	99	90	115	103	74	110	99	110	102	90	108	96	106	97	99	101	112	105	91	91
Total général				800									1 191												1 198							
Nombre d'enfants morts après leur naissance	1	6	3	4	7	10	9	4	9	5	5	3	6	5	3	5	6	5	3	8	4	4	»	5	5	3	1	3	5	7	4	3

Ceux qui étaient morts et macérés au moment de leur naissance, et ceux qui ont succombé pendant le travail.

La proportion des enfants morts et macérés par rapport au total des naissances a été de 47/865, soit 5,43 p. 100 en 1897 ; de 68/1275, soit 5,33 p. 100 en 1898 ; de 75/1287, soit 5,82 p. 100 en 1899.

La proportion n'a donc guère varié.

Il n'en a pas été de même des enfants qui ont succombé pendant le travail car (tableau n° 1) sur 818 enfants vivants au début du travail nous avons compté en 1897, 18 enfants morts au moment de la naissance, soit une mortalité de 2,20 p. 100.

En 1898, nous comptions 16 enfants morts pendant le travail sur 1 207 enfants vivants au début de celui-ci ; soit une mortalité de 1,32 p. 100. Cette mortalité s'est encore abaissée pendant l'année 1899 : elle est tombée à 14/1212, soit 1,15 p. 100.

Si nous considérons seulement les enfants *nés vivants* après 180 jours de vie intra-utérine, les résultats se sont également améliorés au cours de ces trois années.

Je compte, en effet (voyez le tableau n° 2), sur 800 enfants nés vivants, 44 cas de morts en 1897, soit une mortalité de 5,50 p. 100. En 1898, 64 enfants sur 1 191 nés vivants succombent, la mortalité est donc de 5,37 p. 100. Elle descend à 3,67 p. 100 en 1899, année pendant laquelle 44 enfants sont morts sur 1 198.

Ce dernier chiffre peut être tenu pour bon, si on songe que bon nombre des enfants, ayant succombé, étaient issus de parents syphilitiques, ou étaient nés prématurément et frappé de débilité congénitale.

Cependant, bien des enfants qui sont morts avaient de la broncho-pneumonie ou, pour parler nettement, de l'infection. Ces enfants n'eussent pas dû mourir et je tiens cette proportion de 3,67 p. 100 comme devant être encore améliorée.

En effet, la réduction de la mortalité infantile de 5,50 p. 100 à 3,67 p. 100 a été, en grande partie, due à ce que nous avons vu presque complètement disparaître de nos salles l'infection ombilicale. J'attribue ce bon résultat à la technique que nous avons adoptée pour le traitement du cordon ombilical.

Dès que l'enfant est né, on applique sur le cordon, au ras de la peau, une des pinces que j'ai fait construire ou une simple pince à forcipressure ; le cordon est coupé au-dessus d'elle : on entoure la pince de ouate, on fixe le tout avec une bande et on n'y touche plus avant le troisième jour. A ce moment, la pince et le cordon sont le plus souvent détachés. S'il n'en est pas ainsi, on sectionne, après avoir enlevé la pince, le débris de cordon encore adhérent, débris qui est réduit à la minceur d'une feuille de parchemin ; on applique ensuite sur la cicatrice un petit carré de gaze iodoformée, recouvert de ouate et au bout de deux jours, tout est terminé. Bien entendu on ne donne pas de bains à l'enfant.

Grâce à cette technique, nous n'observons plus guère de cas d'infection ombilicale. Mais il reste encore des sources d'infection que je m'attache à faire disparaître, c'est l'infection d'origine intestinale.

J'ai déjà obtenu quelques résultats en m'appliquant à obtenir une meilleure antisepsie des seins, à diminuer la promiscuité des enfants au moment du change, mais je ne suis pas encore satisfait et je doute que je puisse arriver au résultat que je désire, tant que je n'aurai pas à ma disposition du bon lait stérilisé pour les enfants dont les mères ne peuvent donner à téter.

III

FONCTIONNEMENT DE LA SALLE DE TRAVAIL

1° **Avortement**. — La conduite que nous suivons dans le cas d'avortement est la suivante :

Dans tous les cas où, l'embryon étant expulsé, le placenta est retenu, nous intervenons dans un délai qui n'excède pas vingt-quatre heures. Nous pratiquons le décollement et l'extraction du délivre en nous servant, suivant le besoin, du doigt, de la curette et de l'écouvillon.

Nous agissons ainsi, alors même qu'il n'y a pas d'infection ni d'hémorragie. Nous intervenons de même quand, le placenta ayant été éliminé, la caduque reste adhérente.

Une fois l'utérus vidé, on le tamponne avec de la gaze iodoformée qu'on retire au bout de quarante-huit heures. A partir de ce moment, on se contente de placer dans le vagin de la gaze iodoformée.

En principe, on ne fait pas d'injection intra-utérine avant l'intervention, ni au cours de celle-ci ; on ne fait d'injections intra-utérines dans les jours qui suivent que dans certains cas d'infection.

Nous avons compté 327 avortements. On peut, en examinant le tableau n° 3, préciser dans quelle proportion on a eu recours à des interventions suivant que l'avortement avait lieu dans les trois premiers mois, pendant le quatrième mois ou après celui-ci et dans quelle mesure les suites ont été régulières ou morbides.

La morbidité générale après les avortements a été de 84/327, soit de 25,71 p. 100.

La mortalité a été de 5/327, soit de 1,52 p. 100. Si nous considérons la morbidité et la mortalité suivant l'âge de la grossesse auquel on a observé l'avortement, nous trouvons les chiffres suivants :

Avortements de moins de trois mois.

Nombre 135.
$\begin{cases} \text{Morts.............} & 1 = \text{mortalité.........} & 0,74 \text{ p. } 100 \\ \text{Suites compliquées(}^1\text{)} & 40 = \text{morbidité..........} & 29,62 \text{ p. } 100 \end{cases}$

Avortements de trois à quatre mois.

Nombre 129.
$\begin{cases} \text{Morts.............} & 2 = \text{mortalité.........} & 1,55 \text{ p. } 100 \\ \text{Suites compliquées.} & 33 = \text{morbidité.........} & 25,58 \text{ p. } 100 \end{cases}$

Avortements de quatre à six mois.

Nombre 63.
$\begin{cases} \text{Morts.............} & 2 = \text{mortalité.........} & 3,17 \text{ p. } 100 \\ \text{Suites compliquées.} & 11 = \text{morbidité.........} & 17,46 \text{ p. } 100 \end{cases}$

(1) Une fois pour toutes, nous disons que nous avons considéré comme compliqués tous les cas dans lesquels la température s'est élevée au-dessus de 38°.

Avortements. (Tableau n° 3.)

Nombre. 327
Suites compliquées 84
Morts. 5

ANNÉES.	TOTAL GÉNÉRAL.	GROSSESSES AYANT MOINS DE 3 MOIS. Total...... 135.																	GROSSESSES DE 3 A 4 MOIS. Total...... 129																		GROSSESSES DE 4 A 6 MOIS. Total...... 63.																		SUITES NORMALES.	MORBIDES.	MORTS.
		AVORT. FAITS EN VILLE. Total.. 45						AVORT. FAITS DANS LE SERVICE. Total.. 90											AVORT. FAITS EN VILLE. Total.. 27						AVORT. FAITS DANS LE SERVICE. Total.. 102												AVORT. FAITS EN VILLE. Total.. 4						AVORT. FAITS DANS LE SERVICE. Total.. 59														
1897	43	2	2	»	»	»	»	»	»	9	9	»	»	2	2	»	»	»	2	2	»	»	»	»	»	7	6	1	»	6	3	2	1	»	»	»	»	»	»	»	12	12	»	»	3	2	»	1	38	3	2
1898	124	18	10	8	»	»	»	»	»	14	9	5	»	23	15	7	1	0	3	6	»	»	»	»	»	20	17	3	»	11	5	6	»	2	1	1	»	»	»	»	21	16	4	1	6	3	3	»	79	43	2
1899	160	25	15	10	»	»	»	»	»	15	15	»	»	27	17	10	»	16	8	7	1	»	»	»	»	37	35	2	»	21	15	6	»	2	2	»	»	»	»	»	16	13	3	»	1	1	»	»	121	38	1
Totaux.	327	45	27	18	»	»	»	»	»	38	33	5	»	52	34	17	1	27	13	13	1	»	»	»	»	64	58	6	»	38	23	14	1	4	3	1	»	»	»	»	49	41	7	1	10	6	3	1	238	84	5

Je rapporterai succinctement l'observation des cinq cas dans lesquels la mort est survenue après l'avortement.

A. 187. — *Hémorragies graves. Avortement provoque. Mort.* — Femme F..., quarante ans. Entrée le 21 juin. X pare. Enceinte de quatre mois. Depuis cinq semaines, pertes de sang assez abondantes qui résistent au repos et aux injections chaudes, ainsi qu'aux tamponnements. Le 28 juin, on provoque l'avortement avec un petit ballon Champetier gonflé avec 250 grammes de liquide. Tractions lentes sur le ballon jusqu'à son extraction complète. Deux doigts sont introduits dans la cavité utérine, ils saisissent les pieds du fœtus. Pour favoriser l'extraction de la tête : craniotomie avec les ciseaux ordinaires. Délivrance artificielle. Dans les jours qui suivent, la malade se sent mieux. Le 8 juillet, foyer de phlébite très limité à la face interne de la jambe droite, au niveau du tiers moyen. Température 39°,2. Vulve et vagin tapissés de fausses membranes. Albumine 0gr,50 par litre. Diarrhée peu fétide, langue sèche, facies grippé. Le 10 juillet, les couennes se détergent; mauvais état général, le ventre se ballonne. Température axillaire 41°3. Mort le 11 juillet, à 4 heures du matin.

A. 719. — *Hémorragies graves. Avortement provoqué. Mort.* — Femme L..., vingt-huit ans. Entrée le 22 octobre 1897. VI pare. Enceinte de cinq mois. La femme ayant depuis quelque temps des hémorragies assez abondantes, et étant dans un état grave (anémie et fièvre), on décide de faire, le 12 novembre, l'avortement provoqué. On introduit d'abord un petit ballon Champetier de 250 grammes, puis un gros ballon de 550 grammes. Vomissements verdâtres. Après l'expulsion du ballon, l'accouchement (tête première) se fait spontanément, ainsi que la délivrance. La malade est transportée en salle. Elle présente à ce moment un teint terreux et un aspect syncopal. La main introduite dans l'utérus permet le diagnostic de rupture. On décide de faire une laparotomie. Injection intraveineuse de 500 grammes de sérum (dans la saphène interne) pendant les préparatifs de l'opération. Pendant l'opération, on continue le sérum sous-cutané et intraveineux. Après la laparotomie, suture en surjet de la déchirure péritonéale sur une longueur de 5 centimètres environ. Des points sont ajoutés, car l'hémorragie n'a pas cessé tout à fait par la plaie. Suture des parois abdominales au crin de Florence, après toilette du péritoine avec des compresses stérilisées. Mort à 4 heures du soir. L'hémorragie était surtout sous-péritonéale.

B. 596bis. — *Tuberculose. Avortement. Mort.* — Femme L..., quarante-cinq ans. VI pare. Entrée le 6 juin 1898. Enceinte de quatre mois et demi. Il y a deux mois, en pleine santé, dit-elle, elle a été prise brusquement d'une hémoptysie en portant un fardeau. Elle a eu trois hémoptysies dans la même journée. Depuis, elle tousse beaucoup, est très oppressée. Depuis ces deux mois, elle présente une éruption purpurique sur tout le corps. Cavernes au sommet droit, gargouillements. Le 8 juin, expulsion en un seul temps d'un fœtus pesant 135 grammes et le placenta. Le soir, la malade est très oppressée, elle se cyanose : saignée de 250 grammes. Œdème généralisé. Ictère. Auscultation : gargouillement au sommet droit. Râles fins en avant et à gauche. Le 10, même état des poumons, mauvais état général. Délire. Mort à 7 heures et demie du matin le 11 juin.

B. 1345. — *Vomissements incoercibles. Avortement provoqué. Mort.* — Femme D..., vingt et un ans. II pare. Entrée le 16 décembre 1898. Hémorragie avec caillots du 15 au 18 novembre. Douleurs abdominales. Vomissements alimentaires depuis un mois. Amaigrissement. Le 17 décembre, vomissements verdâtres. Le 19, expulsion spontanée d'un enfant macéré pesant 50 grammes. Le 21, après avoir fait la dilatation du col avec les bougies de Hégar, on extrait le placenta. Le 2 janvier 1899, respiration rude aux sommets. Sueurs abondantes. Diarrhée. Le 3, la malade a peu reposé la nuit; elle a eu des étouffements. Diarrhée. Le 5, diarrhée jaune (six garde-robes). Au niveau du sacrum, il y a une partie de la peau qui est rouge. Température 40°. Le 6, muguet. Diarrhée persistante. Étouffements, respiration stertoreuse, cyanose des extrémités et mort à 1 h. 15 du soir.

C. 222. — *Avortement fait en ville. Infection. Mort.* — Femme L..., trente-trois ans. Entrée le 24 février 1899. VII pare. Fausse couche de trois mois faite en ville le 21 février, frissons avec température. Ventre douloureux et lochies fétides le 23 février; la malade entre le lendemain à l'hôpital. Douleurs au niveau du coude droit et du genou gauche, au niveau du mollet de ce côté et de la cheville du pied gauche. Œdème de la jambe. Céphalée intense. Le 27, la douleur existant au bras droit a complètement disparu; la main n'est que très peu œdématiée. Douleur et œdème au niveau du pied droit. La cuisse gauche, qui n'était pas œdématiée, l'est beaucoup ce matin; l'œdème et la douleur de la jambe ont augmenté; rougeur de tout le membre. Circulation collatérale très accentuée. On remarque au niveau de la cheville une large plaque sphacelée. Phlegmon généralisé. La malade a un mauvais état général. Le 28, la malade meurt à 5 heures du matin.

En résumé, trois femmes ont succombé après qu'on eût provoqué chez elles l'avortement.

Dans deux cas, l'opération avait paru indiquée à la suite d'hémorragies répétées qui avaient notablement affaibli les malades, et d'accidents infectieux qui semblaient menaçants. Dans le troisième, la femme avait des vomissements incoercibles.

Une malade succomba aux progrès rapides de la tuberculose.

Dans un dernier cas, l'avortement était fait quand la femme entra dans le service; elle avait déjà, à ce moment, des signes d'infection.

Présentation de la face.   PRÉSENTATIONS DE LA FACE.

Numéro d'ordre	Numéro du registre	Age de la femme	Parité	Accouchements antérieurs	Bassin	Particularités du travail	Opérations obstétricales	Délivrance	Enfant état à la naissance	Enfant poids	Enfant ce qu'il est devenu	Mère état après délivrance	Mère suites de couches
						Année 1897.							
1	A. 214.	18 ans.	Primipare.	»	Angle accessible au loin.	Face M. I. D. T. — Rupture prématurée des membranes. — Accouchement spontané. (4 h. 50 de travail).	»	Naturelle.	Bon.	2.990 grammes.	Parti en bon état; a augmenté de 300 grammes.	Bon.	Normales.
2	A. 474.	21 ans.	Primipare.	»	Normal.	Face M. I. G. A. — Accouchement spontané (11 h. 40 de travail). — Déchirure à la périnée, périnéorraphie.	»	Spontanée.	Bon.	3.490 grammes.	Parti en bon état; a augmenté de 660 grammes.	Bon.	Normales. Albuminurie, urine normale à son départ.
						Année 1898.							
3	B. 132.	33 ans.	VIII pare.	6 à terme, spontanés.	Normal.	Face M. I. D. P. — Accouchement spontané; enfant vivant; latérocidence du cordon. — Délivrance naturelle.	»	Naturelle.	Bon.	3.030 grammes.	A diminué de 100 grammes.	Bon.	Normales.
4	B. 192.	38 ans.	IX pare.	8 à terme, spontané.	Normal.	Face. — Anencéphale, hydramnios. — 6 litres de liquide. — Accouchement spontané. — Délivrance artificielle.	»	Artificielle.	Mort.	1.215 grammes.	»	Bon.	Normales.
5	B. 363.	31 ans.	VII pare.	4 à terme, spontané; 2 à 7 mois, spontanés, dont 1 provoqué; 2 à 8 mois, spontanés; 1 à 3 mois.	Angle accessible.	Face M. I. G. T. — Accouchement spontané. — Délivrance naturelle.	»	Naturelle.	Bon.	2.180 grammes.	Bon; a augmenté de 90 grammes.	Bon.	Normales.
6	B. 660.	20 ans.	I pare.	1 à terme, spontané.	Bassin rétréci. D. P. S. P. : 10 c3.	Face M. I. D. P. — Accouchement spontané. Délivrance naturelle.	»	Naturelle.	Bon.	2.650 grammes.	Bon; a augmenté de 55 grammes.	Bon.	Normales.
7	B. 671.	28 ans.	III pare.	2 à terme, spontanés.	Normal.	Face M. I. D. T. — Accouchement spontané. — Délivrance naturelle.	»	Naturelle.	Bon.	3.070 grammes.	Bon; a augmenté de 230 grammes.	Bon.	Normales.
8	B. 846.	32 ans.	IV pare.	3 à terme, dont 1 spontané, 2 forceps.	Normal.	Face M. S. — Flexion de la tête à l'aide de la main, dégagement au O. Pub. — Accouchement spontané.	»	Naturelle.	Bon. Céphalématome sur le pariétal droit et sur l'occipital.	3.050 grammes.	Bon; a gardé son poids de naissance.	Bon.	Normales.
9	B. 988.	19 ans.	I pare.	»	»	Face M. I. G. T. — Accouchement spontané. — Délivrance naturelle.	»	Naturelle.	Bon.	3.830 grammes.	Bon; a augmenté de 130 grammes.	Bon.	Normales.
						Année 1899.							
10	C. 525.	18 ans.	I pare.	»	Angle accessible.	Accouchement spontané (18 heures de travail).	»	Naturelle.	Bon.	3.500 grammes.	Bon; a augmenté de 300 grammes.	Bon.	Normales.
11	C. 538.	30 ans.	VII pare.	6 à terme, spontanés.	1re pièce du sacrum accessible.	Accouchement spontané (8 h. 45 de travail).	»	Naturelle.	Bon.	3.600 grammes.	Bon; a augmenté de 160 grammes.	Bon.	Normales.
12	C. 921.	21 ans.	II pare.	1 à terme, spontané.	Normal.	Accouchement spontané (2 h. 30 travail).	»	Naturelle.	Bon.	3.400 grammes.	A diminué de 50 grammes.	Bon.	Normales.
13	C. 984.	20 ans.	I pare.	»	»	Face ou M. I. D. P. (20 heures de travail).	Application de forceps. Encéphalie.	Naturelle.	Monstre.	3.250 grammes.	Mort le 3e jour.	Bon.	Normales.
14	C. 1614.	19 ans.	I pare.	»	Angle accessible.	Face M. I. D. P. — Rabattement des bras dans l'écoulement du méconium.	Application de forceps à la vulve.	Naturelle.	Mort.	3.500 grammes.	»	Bon.	Normales.

2° **Accouchement**. — La conduite qui est suivie au moment de l'accouchement est la suivante.

La femme qui entre dans la salle d'accouchements prend un bain et est revêtue de linge propre.

La vulve est lavée avec une solution de sublimé à 1/4000 et savonnée.

Sauf des indications précises, on ne fait d'injection ni pendant le travail, ni au moment de la délivrance, ni après celle-ci.

Le toucher est pratiqué quand il est utile. Les mains sont préalablement lavées à l'eau chaude et savonnées, passées dans une solution de permanganate de potasse, puis dans une solution de bisulfite saturée d'acide sulfureux, enfin dans une solution de sublimé.

Quand l'accouchement n'est pas sur le point de se terminer au moment où on examine la femme en travail pour la première fois, on place dans le vagin de la gaze iodoformée ; la vulve est couverte de ouate stérilisée.

Pendant la période d'expulsion, la vulve est lavée aussi souvent qu'il est utile avec de l'eau bouillie et savonnée s'il y a lieu.

Pendant la délivrance, on ne pratique de tractions sur le cordon que si le placenta est décollé ; ces tractions sont toujours faites avec beaucoup de douceur.

On ne fait pas l'expression utérine, on s'aide seulement d'une légère pression sur l'utérus pour faciliter l'expression du délivre, quand celui-ci est complètement décollé.

Une fois la délivrance terminée, on débarrasse le vagin des caillots qui s'y peuvent trouver, en se servant de tampons de gaze iodoformée montés sur de longues pinces, et en s'aidant d'un peu d'expression utérine ; puis, on introduit dans le vagin une mèche de gaze iodoformée qui sera changée le lendemain. De la gaze iodoformée est placée entre les lèvres de la vulve, puis on recouvre celle-ci de ouate.

S'il y a une déchirure du périnée, celle-ci est suturée de suite avec des crins de Florence.

Si des fragments de membranes sont restés adhérents à l'utérus et si on n'a pu les retirer immédiatement après l'expulsion du placenta, ils sont extraits le lendemain avec l'écouvillon et, s'il est nécessaire, avec la curette, alors même qu'il n'y a aucun signe d'infection. Après cette intervention, une bande de gaze iodoformée est placée dans l'utérus.

Telle est d'une manière générale la technique que nous suivons.

A. — *Présentations et positions.*

Présentation du sommet. — Pendant ces trois années, nous avons compté 3102 cas où l'enfant se présentait par le sommet.

Présentations anormales. — Dans 235 cas l'enfant se présentait par la face, le front, le siège ou l'épaule.

1° *Présentation de la face* (1). Voyez le tableau n° 4, page 48. — Nous avons compté 14 cas dans lesquels l'enfant se présentait par la face.

Toutes les femmes ont eu des suites de couches normales.

Dans 11 de ces cas, l'accouchement se poursuivit et se termina spontanément;

(1) Pour abréger, nous désignons par la lettre A, l'année 1897 ; par la lettre B, l'année 1898 ; par la lettre C, l'année 1899.

deux fois, on dut appliquer le forceps ; une fois, on dut fléchir la tête. Sur les quatorze enfants nés par la face, deux ont succombé au cours du travail ; un troisième, né vivant mais monstrueux, est mort le troisième jour après sa naissance.

2° *Présentation du front* (Voyez le tableau n° 4, page 52. — Dans sept cas, nous avons observé la présentation du front.

Six fois l'enfant naquit vivant ; une fois, il naquit mort après une version, qu'on fit suivre d'une basiotripsie.

Dans un cas, la mère, qui était tuberculeuse, succomba avec des accidents de tuberculose aiguë (B. 637).

3° *Présentation de l'épaule* (Voyez le tableau n° 5, page 54). — Nous avons compté 38 cas de présentation de l'épaule.

Dans 4 de ces cas, il y avait grossesse gémellaire.

Dans 8 cas où l'enfant n'était pas volumineux, il y eut évolution spontanée. Dans 29 cas, on est intervenu :

23 fois en faisant la version, 7 fois en pratiquant l'embryotomie. Aucune femme ne succomba.

Sur 40 enfants, 13 sortirent vivants de la maternité.

La mortalité considérable des enfants est due à ce que beaucoup des fœtus se présentant par l'épaule n'étaient pas viables.

4° *Présentation du siège.* — Je me bornerai à signaler que nous avons observé 177 cas de présentation du siège et que dans 13 cas il y avait grossesse gémellaire. 118 enfants sont sortis vivants de la maternité.

4 femmes ont succombé, une avec de la tuberculose aiguë, une avec de l'infection et de la manie, une à une crise d'asystolie et la quatrième après des crises d'éclampsie.

B. — *Accouchements gémellaires.*

Nous avons (Voyez le tableau n° 6, page 62), relevé 44 accouchements gémellaires et 1 accouchement trigémellaire.

Sur ces 45 femmes ayant eu des grossesses multiples, 2 ont succombé avec de l'infection puerpérale. — J'ai relevé que deux femmes ont eu de la manie.

C. — *Placenta prævia.*

Dans le cas d'hémorragie par insertion vicieuse du placenta, la conduite que nous adoptons varie naturellement suivant la gravité de l'hémorragie, le moment auquel elle se produit et suivant que la femme est en travail ou non.

D'une manière générale, dès l'entrée de la femme, la sage-femme tamponne le vagin ; je suis immédiatement prévenu et si je juge une intervention utile, je romps largement les membranes. Je précipite l'accouchement soit avec les ballons, soit avec la dilatation digitale, et je termine rapidement l'accouchement par une application de forceps ou mieux par la version.

Dans certains cas, j'abaisse un pied.

En laissant de côté les faits dans lesquels l'insertion vicieuse n'a donné lieu qu'à un

8

Présentation du front.   Tableau n° 4 *Suite*.

NUMÉRO d'ordre.	NUMÉRO de registre.	AGE de la femme.	PARITÉ.	ACCOUCHEMENTS antérieurs.	BASSIN.	PARTICULARITÉS du travail.	OPÉRATIONS obstétricales.	DÉLIVRANCE.	ENFANT ÉTAT à la naissance.	ENFANT POIDS.	ENFANT CE QU'IL EST devenu.	MÈRE ÉTAT après délivrance.	MÈRE SUITES de couches.
						1897. Aîné.							
14	A. 923.	31 ans.	II pare.	A terme, spontané.	Angle accessible au loin.	Accouchement spontané (7 h. 30 de travail).	»	Naturelle.	Bon.	4.150 grammes.	Parti en bon état ; a augmenté de 150 grammes.	Bon.	Normales.
						1898. Aîné.							
15	B. 1.161.	21 ans.	Primipare.	»	D. P. S. P. 10^{cm}.	Front en O. f.	Manœuvre de Schatz infructueuse ; tentative d'application de forceps sans résultat ; version par manœuvres internes ; perforation du crâne ; tête dernière. Basiotripsie.	Naturelle.	Mort.	2.800 grammes.	»	Bon.	Lochies fétides ; élévation de température pendant trois jours (du 4 au 7e jour) puis suites des couches normales.
						1899. Aîné.							
17	C. 172.	29 ans.	III pare.	2 dont 1 à terme, spontané ; 1 avortement de 3 mois.	Normal.	Front. Flexion de la tête ; dégagement de la face O.Pub. — Accouchement spontané.	»	Naturelle.	Bon.	3.150 grammes.	Bon ; a augmenté de 150 grammes.	Bon.	Normales.
18	C. 271.	30 ans.	II pare.	1 à terme, spontané.	Normal.	Front en Max. D. P. — accouchement spontané (6 h. 1/2 de travail).	»	Naturelle.	Bon.	3.150 grammes.	A diminué de 20 grammes.	Bon.	Normales.
19	C. 516.	»	II pare.	1 à terme, spontané.	Diamètre P. S. P. 10^{cm},5.	Front en Max. D. P. fini ; la tête ; dégagement tête O.Pub. — Accouchement spontané (2h.).	»	Naturelle.	Bon.	2.940 grammes.	A diminué de 160 grammes.	Bon.	Normales.
20	C. 637.	21 ans.	III pare.	2 à termes, spontanés.	Normal.	Front en Max. G. A. — Accouchement spontané (4h.) de travail).	»	Naturelle.	Faible.	2.250 grammes.	A diminué de 250 grammes.	Bon.	Mort de bacillose pulmonaire le septième jour.
21	C. 734.	29 ans.	III pare.	2 à termes, spontanés.	Normal.	Front en Max. G. A. — Accouchement spontané (9h.) de travail).	»	Naturelle.	Bon.	3.830 grammes.	Bon ; a augmenté de 210 grammes.	Bon.	Normales.

écoulement de sang insignifiant, j'ai relevé 25 cas de placenta prævia (Voyez le tableau n° 7 p. 70). Dans un tiers des cas environ, j'ai terminé artificiellement l'accouchement. Dans la plupart des cas où l'enfant a été expulsé spontanément, je suis intervenu en rompant les membranes, ou en précipitant le travail.

Le résultat a été le suivant :

1° Pour les mères, nombre 25.
Femmes ayant eu des suites de couches normales 14 = 56 p. 100.
Femmes ayant eu de l'infection, mais ayant guéri 8 = 32 p. 100.
Femmes ayant succombé 3 = 12 p. 100.

Des trois femmes qui sont mortes (Voyez le tableau n° 7). L'une a succombé à la violence de l'hémorragie (B. 1292). Les deux autres (A 125 et C. 512) ont eu de l'infection puerpérale.

2° Pour les enfants :

Nés avant 180 jours de vie intra-utérine 3.

Nés après 180 jours de vie intra-utérine 22 : { Nés morts 11 = 50 p. 100.
{ Nés vivants, morts dans les jours suivants 3 = 13,05 p. 100.
{ Sortis vivants de l'hôpital 8 = 36,95 p. 100.

Présentations de l'épaule.   Tableau n° 5.

Numéro d'ordre	Numéro du registre	AGE de la femme	PARITÉ	ACCOUCHEMENTS antérieurs	BASSIN	PARTICULARITÉS de travail.	TERME.	OPÉRATIONS obstétricales.	DÉLIVRANCE.	ENFANT État à la naissance.	ENFANT Poids.	ENFANT Ce qu'il est devenu.	MÈRE État après délivrance.	MÈRE Suites de couches.
							Anné 1887.							
1	A. 125.	24 ans.	II pare.	1 à terme, spontané.	Normal.	Épaule droite. — Enfant mort. — Accouchement spontané. (7 h. 1/4 travail.)	6 mois 1/2.	"	Naturelle.	Modéré.	1.000 grammes.	"	Bon.	Normales.
2	A. 205.	20 ans.	Primipare.	"	Normal.	Épaule gauche en D. — Rupture prématurée des membranes (27 heures avant l'accouchement). — Embryogène. (24 h. 30 à travail.)	7 mois.	Embryotomie à l'aide de l'embryotome Tarnier.	Artificielle.	Mort.	1.150 grammes.	"	Bon.	Normales.
3	A. 290	18 ans.	Primipare.	"	D. P. S. P. 10ᵐ.	Épaule gauche en G. — Procidence. — Membranes rompues, procidence du cordon, ballonnement du col sourds. (24 h. 9ᵐ de travail.)	9 mois.	Application du Ballon Champetier Ribemont. Version par manœuvres internes.	Naturelle.	Mort-né.	3.070 grammes.	"	Bon.	Normales.
4	A. 398.	20 ans.	II pare.	Avortement de 2 mois 1/2.	Normal.	Épaule droite en G. (procidence du cordon. 7 h. travail.)	8 mois.	Embryotomie à l'aide de l'embryotome Tarnier.	Spontanée.	Mort.	2.780 grammes.	"	Bon.	Normales.
5	A. 407.	"	IV pare.	2 à terme, spontanés, 1 à 3 mois 1/2.	Normal.	Accouchement gémellaire. 2 épaules A. L. D. — L'un en arrière, le 2 en avant. 2 placentas distincts. (6 de travail.)	À terme.	Embryotomie pour le premier. Et version par un manœuvres internes pour le second.	Artificielle.	(1ᵉʳ) Mort. (2°) Vivant.	(1ᵉʳ) 2.350 gr. (2°) 2.700 gr.	(1ᵉʳ) Mort. (2°) Mort cinq jours après la naissance.	Hémorragie 2 h. après la délivrance (500 gr. de sang.)	Mortes de péritonite.
6	A. 421.	42 ans.	V pare.	À terme, spontané.	Normal.	Épaule droite. — Dos avant. A. I. D. — léger changement artificiel. (6 de travail.)	À terme.	Ballon Champetier 1500 gr. de liquide, suivie de la version par manœuvres internes.	Artificielle.	Mort apparente, ranimé.	2.300 grammes.	Mort quelques heures après la naissance.	Bon.	Normales.
7	A. 545.	25 ans.	II pare.	À terme, application de forceps.	Normal.	Épaule gauche en A. I. D. son entrée, liquide amniotique qui s'écoule de la muqueuse. Bruits de cœur sourds, négatives. — Accouchement artificiel. (12 h. de travail.)	À terme.	Ballon Champetier (500 gr. de liquide), tentatives de version par manœuvres externes amené au total. Version par manœuvres internes.	Naturelle.	Vivant.	3.070 grammes.	Parti en bon état à augmentée de 400 grammes.	Bon.	Normales.
8	A. 618.	"	II pare.	Version par manœuvres internes.	Normal.	Épaule droite en A. I. son entrée, dilatation complète. — Membranes rompues.	8 mois 1/2.	Version par manœuvres internes.	Naturelle.	Macéré.	375 grammes.	"	Bon.	Normales.

Présentation de l'épaule.   Tableau n° 5 (suite).

NUMÉRO d'ordre.	NUMÉRO du registre.	ÂGE de la mère.	PARITÉ.	ACCOUCHEMENTS antérieurs.	BASSIN.	PARTICULARITÉ du travail.	TERME.	OPÉRATIONS opératoires.	DÉLIVRANCE.	ÉTAT à la naissance.	ENFANT. poids.	CE QU'IL EST devenu.	ÉTAT après l'élivrance.	SUITES de couches.
9	A. 683.	29 ans.	IV pare.	Spontanés, à terme.	Normal.	Épaule ; dans un cas de grossesse gémellaire. 1re les en A. I. D., dos en haut	À terme.	Version par manœuvres internes.	Artificielle.	Bon.	2.850 grammes.	Parti en bon état.	Bon.	Pathologiques ; lochies purulentes ; crevasses aux seins.
10	A. 849.	38 ans.	X pare.	3 à terme, spontanés ; 3 à 7 mois spontanés ; 3 à 8 mois spontanés.	Normal.	Épaule gauche en A. I. B. Ir. morragie pendant le travail. Rupture artificielle. prématurée des membranes. Expulsion spontanée du bassin, du fœtus et placenta. Hémorragie ; travail dur à un déroulement prématuré du placenta (22 h. 18 en tout).	6 mois.	Rupture artif. des membranes. Ballon Champetier (250 gr.)	Spontanée.	Mort-né.	470 grammes.	»	Bon.	Normales.
11	A. 882.	37 ans.	VII pare.	À terme, spontanés.	Normal.	Épaule gauche en A. I. L. À son entrée, dilatation comme une pièce à main ; membranes rompues 2 h. après la dilation complète.	»	Version par manœuvres internes.	Artificielle.	Mort-né.	3.650 grammes.	»	Bon.	Normales.
12	A. 683.	»	III pare.	Spontanés, à terme.	Normal.	Épaule gauche en A. I. L. Membranes rompues toujours avant l'expulsion ! (56 h. 1/2 en tout)	»	Tenteur Tarnier. Embryotomie.	Naturelle.	Mort-né.	1.670 grammes.	»	Bon.	Normales.
							Année 1896.							
13	B. 111.	32 ans.	IV pare.	3 à terme, spontanés ; 1 à terme ; version par manœuvres internes.	Normal.	Épaule en A. I. D. très par manœuvres internes	À terme.	Version par manœuvres internes.	Naturelle.	Étouré, ranimé.	2.900 grammes.	Bon ; a augmenté de 200 grammes.	Bon.	Normales.
14	B. 236.	28 ans.	II pare.	1 à terme, spontané.	Angle accessible au fœtus.	Épaule gauche en A. I. L. Dos en avant.	À terme.	Version par manœuvres internes.	Spontanée.	Mort-né.	2.730 grammes.	»	Bon.	Élévation de température. Lochies fétides durant 3 jours, puis suites de couches normales.
15	B. 302.	25 ans.	I pare.	»	Normal.	Épaule droite. — Évolution spontanée.	7 mois.	»	Spontanée.	Macéré.	750 grammes.	»	Bon.	Normales.
16	B. 397.	31 ans.	X pare.	8 à terme, spontanés ; 1 à 3 mois.	Normal.	Épaule gauche en A. I. L. Le travail était commencé depuis 48 heures ; le fœtus de la malade s'est enfin installé, on constate un écoulement de liquide très fétide ; — température ?°	9 mois.	Embryotomie. Délivrance artificielle.	Artificielle. Placenta fétide.	Mort.	3.980 grammes.	»	Bon.	Normales.
17	B. 688.	24 ans.	I pare.	»	Normal.	Épaule droite en A. I. L.	9 mois.	Embryotomie incomplète. rupture incomplète de l'utérus. Laparotomie.	Artificielle.	Mort.	2.850 grammes.	»	Bon.	Élévation de température.
18	B. 980.	19 ans.	I pare.	»	»	Épaule. — Évolution spontanée.	6 mois.	»	Spontanée.	Mort.	650 grammes.	»	Bon.	Normales.
19	R. 805.	32 ans.	IV pare.	3 à terme, spontanés.	D. P. S. P. 10°°,5.	Épaule gauche en A. I. L.	9 mois.	Version par manœuvres int.	Naturelle.	Étouré, ranimé.	2.950 grammes.	»	Bon.	Lochies fétides.

Présentation de l'épaule.   Tableau n° 5 (suite).

NUMÉRO d'ordre.	NUMÉRO du registre.	AGE de la femme.	PARITÉ.	ANTÉCÉDENTS médicaux.	BASSIN.	PARTICULARITÉS du travail.	TERME.	OPÉRATION manuelle.	DÉLIVRANCE.	ÉTAT à la naissance.	ENFANT. Poids.	À L'OGR. DU début.	ÉTAT après la lèvre couch.ⁱ	SUITES de couches.
20	R. 639.	29 ans.	II pare.	1 à St Louis, sous chloroforme artificiel; enfant mort.	D. P. S. P. 10ᵐᵐ,5.	Épaule gauche en A. I. Dorso postérieure.	9 mois.	Version par manœuvres internes.	Naturelle.	Mort apparaisannt, ranimé.	3.100 grammes.	Bon; a perdu son poids de naissance.	Bon.	Lochies fétides, frissons. — Élévation de la température.
21	R. 655.	39 ans.	III pare.	2 à terme, spontanés.	Angle accessible.	Épaule droite en A. I. G. en avant, tuteur. — Version par manœuvres internes. — Application spontanée de ½ lors. à la délivrance complète.	6 mois.	Naturelle.		Mort.	1.190 grammes.	"	Bon.	Normales.
22	R. 677.	24 ans.	II pare.	1 à terme, spontané.	Normal.	Épaule gauche en A. I. D.P. en avant.	6 mois ½.	Version par manœuvres internes.	Naturelle.	Faible.	1.200 grammes.	Mort quelques heures après sa naissance.	Bon.	Lochies fétides durant 3 jours, puis suites de couches normales.
23	R. 690.	17 ans.	I pare.		Normal.	Épaule. — Réduction spontanée.	6 mois ½.	"	Naturelle.	Mort.	700 grammes.	"	Bon.	Normales.
24	R. 694.	20 ans.	I pare.	"	Normal.	Épaule droite en A. I. — Dos en arrière. Placenta marginal. — Rupture spontanée des membranes.	6 mois.	Version par manœuvres internes.	Artificielle.	Faible.	1.100 grammes.	Mort quelques heures après sa naissance.	Bon.	Normales.
25	R. 713.	"	IV pare.	2 à terme, spontanés, sans incd.; 1 à terme, siège.	"	Épaule droite en A. I. G. — Présidence du pied A. de la main et du pied.	8 mois ½.	Version par manœuvres internes.	Naturelle.	Bon.	2.930 grammes.	Bon; a augmenté de 150 grammes.	Bon.	Normales.
26	R. 781.	32 ans.	V pare.	3 à terme, épaule. Version. 1 accouchement de 3 mois ½.	D. P. S. P. 10ᵐᵐ,6.	Fœtus plus transversalement. Version par manœuvres externes puis internes. Au version par manœuvres, ballon Cham.r	8 mois ½.	Ballon Tarnier-ballon Champetier. Version par manœuvres internes pour les 2 fœtus.	Naturelle.	Bon.	2.460 grammes.	A diminué de 100 grammes.	Bon.	Normales.
27	R. 857.	3 ans.	IV pare.	2 à terme, spontanés; 1 à terme, spontané.	Normal.	G. celle droite en A. I. — Réduction spontanée.	8 mois.	"	Naturelle.	Macéré.	1.920 grammes.	"	Bon.	Normales.
28	R. 911.	35 ans.	IV pare.	3 accouchements provoqués; 1 normal, 1 manuel prématuré, dont 1 spontané et 1 à forceps.	D. P. S. P. 10ᵐᵐ,6.	(1ᵉʳ) Épaule en A. I. G. en avant. (2°) Épaule en A. I. — Dos arrière, version, l'un de l'autre battu au travail perfore.	8 mois ½.	Ballon Champetier de 600 gr. — Version par manœuvres internes pour les 2 enfants.	Naturelle.	Mort apparente, non ranimé.	(1ᵉʳ) 2.820 gr. (2°) 2.440 gr.	"	Bon.	Normales.
29	R. 905.	24 ans.	III pare.	2 à terme, spontané; 1 à terme; épaule, version.	Normal.	Épaule droite en A. I. — Dos en avant.	À terme.	Version par manœuvres internes.	Naturelle.	Bon.	2.800 grammes.	Bon; a augmenté de 85 grammes.	Bon.	Normales.
30	R. 1.422.	31 ans.	VIII pare.	1 à 7 mois 1/2; 6 à terme, spontanés.	D. P. S. P. 11ᵐᵐ.	Accouchement gémellaire. (1°) sommet (bras, naisant spontané). (2°) A. I. G.	À terme.	Version par manœuvres internes pour le 2° enfant.	Naturelle.	1ᵉʳ Bon. 2° Bon.	(1°) 2.440 gr. (2°) 2.500 gr.	(1°) A diminué de 20 grammes. (2°) A diminué de 10 grammes.	Bon.	Normales.
31	R. 1.340.	25 ans.	IV pare.	3 à terme, spontanés, dont 1 siège.	Normal.	Épaule en A. I. D. Dos antérieure.	À terme.	Version par manœuvres internes.	Naturelle.	Bon.	3.720 grammes.	Bon; a augmenté de 630 grammes.	Bon.	Normales.
						Août 1899.								
32	C. 73.	42 ans.	III pare.	2 à terme, spontanés.	"	Épaule droite en D. A. I. Occlusion du coude à bras.		Version par manœuvres internes.	Naturelle.	Mort apparente, ranimé.	3.030 grammes.	Mort le 3° jour.	Bon.	Élévation de la température.

9

Présentation de l'épaule.

Tableau n° 5 (suite).

NUMÉRO d'ordre.	NUMÉRO du registre.	ÂGE de la femme.	PARITÉ.	ACCOUCHEMENTS antérieurs.	NATURE.	PARTICULARITÉS du travail.	TERME.	OPÉRATIONS obstétricales.	DÉLIVRANCE.	ÉTAT à la naissance.	ENFANT. Poids.	CE QU'IL EST devenu.	ÉTAT après délivrance.	SUITES de couches.
33	C. 714.	37 ans.	IV pare.	3 à terme, spontanés.	Normal.	Épaule droite, évolution spontanée.	»	»	Naturelle.	Macéré.	1.920 grammes.	»	Bon.	Normales.
34	C. 1.029.	30 ans.	5 accouchements.	Normal.	1er fœtus en O.I.G.A. 2e fœtus en Dr. A. I. D.	»	»	Version par manœuvres internes.	Naturelle.	Bon. Bon.	1er 1.850 gr. 2e 1.090 gr.	Bon. Bon.	Bon.	Normales.
35	C. 1.263.	38 ans.	VII pare.	6 à terme, dont 1 épaule.	»	(1) jumeau : Sommet, accouchement spontané et facile. — (2) Épaule droite engagée. — Enfant mort.	8 mois.	Embryotomie.	Artificielle.	Mort.	2.550 grammes.	»	Bon.	Élévation de température, durant 4 jours, puis normales.
36	C. 1.289.	30 ans.	VII pare.	1 à terme ; 2 à 7 mois; tous spontanés.	Normal.	Épaule droite en A. I. L.	9 mois.	Version par manœuvres internes.	Naturelle.	Bon.	5.200 grammes.	Bon; a augmenté de 130 grammes.	Bon.	Normales.
37	C. 1.200.	27 ans.	III pare.	2 à terme, spontanés.	II P. S. P. iter. R.	Épaule droite en A. I. L.	9 mois.	Version par manœuvres internes. — Manœuvres de Mauriceau et Champetier.	Naturelle.	Mort.	3.950 grammes.	»	Bon.	Normales.
38	C. 1.415.	30 ans.	III pare.	2 à terme, spontanés.		Épaule gauche en A. I. L. Évolution spontanée.	6 mois.	»	Naturelle.	Macéré.	32 grammes.	»	Bon.	Normales.

D. — Grossesse extra-utérine. Voyez le tableau n° 8, page 78.

Nous avons observé 9 cas de grossesse extra-utérine.

J'ai pratiqué 5 fois la laparotomie. Dans 4 de ces cas, il y avait ou rupture ; la femme ne paraissait pas infectée. Trois de ces femmes ont guéri ; la quatrième est morte d'anémie aiguë.

Dans un cinquième cas où il y avait hématocèle suppurée, la malade a guéri.

Dans 1 cas, j'ai fait l'ouverture du repli de Douglas et le drainage : la malade a succombé. Enfin, dans 2 cas, je me suis abstenu de toute intervention.

En plus des cas réunis dans le tableau n° 8, page 78, j'ai observé un cas de grossesse interstitielle suivi de mort.

C. 1.163 bis. — Femme C..., trente-six ans. Entrée le 26 décembre 1899. II pare. Vient de médecine. Pas de début de travail. Malade très pâle, gros ballonnement. Vomissements, douleurs abdominales, oppression. Mort le même jour à 6 h. 30 du soir. Autopsie : rupture de grossesse interstitielle.

E. — Éclampsie. Voyez le tableau n° 9, page 80.

J'ai compté 45 cas d'éclampsie; sur ce nombre 17 femmes ont succombé. La mortalité maternelle a donc été de 37,77 p. 100.

Quant aux enfants, 15 sont sortis vivants de la maternité. La mortalité infantile a donc été de 66,66 p. 100.

Le traitement auquel nous avons soumis les éclamptiques s'est graduellement modifié. Actuellement nous avons supprimé toute médication (chloral, chloroforme); nous nous contentons de pratiquer une saignée et de soumettre les femmes à la diète lactique (Eau d'Évian). Au bout de deux jours, les malades sont au régime lacté.

Sous que nous pratiquions l'accouchement, nous le terminons artificiellement quand le travail se prolonge et dès que les interventions peuvent permettre l'extraction du fœtus, sans causer de délabrements.

F. — Rétrécissements du bassin.

Dans le livre intitulé Leçons de pathologie obstétricale (pages 177 à 348) j'ai indiqué, avec les détails que le sujet comportait, la conduite que je suivais dans les cas de bassin viciés par le rachitisme, et, les résultats obtenus. Je me borne à réunir dans le tableau n° 10 page 88 tous les faits de rétrécissements que j'ai observés à la maternité de l'hôpital Saint-Antoine.

Accouchements gémellaires.

Tableau n° 6.

NUMÉRO d'ordre.	NUMÉRO de registre.	ÂGE de la femme.	ACCOUCHEMENTS antérieurs.	ANTÉCÉDENTS héréditaires.	TERME de la grossesse.	PRÉSENTATIONS.	ESPACE de temps entre les 2 sorties des fœtus.	DURÉE du travail.	PARTICULARITÉS de l'accouchement.	DÉLIVRANCE.	ÉTAT et poids du placenta.	ENFANT Poids.	ENFANT SEXE ET ÉTAT à la naissance.	ENFANT ÉTAT à la sortie.	MÈRE SUITES de couches.

Ann 1887.

1	A. 30.	34 ans.	1 à terme, spontané.	»	8 mois 1/2.	(1) Sommet en O. I. G. A. (2) Sommet en O. I. D. T.	20 min.	5 h. »	(1) Spontané. (2) Spontané.	Spontanée.	950 grammes.	(1) 2.700 grammes. (2) 2.150 grammes.	(1) Féminin. Bon. (2) Féminin. Bon.	(1) Resté au même poids. (2) A augmenté de 100 gr.	Normales.
2	A. 204.	18 ans.	Primipare.	»	À terme.	(1) Sommet mal fléchi en O. I. G. P. (2) Sommet en O. I. D.	»	30 h. »	(1) Forceps. (2) Arrachement spontané.	Naturelle.	775 grammes. 2 placentas.	(1) 1.950 grammes. (2) 2.050 grammes.	(1) Masculin. Mort. (2) Féminin. Ranimé.	(1) » (2) Parti en nourrice.	28e au 6e jour. Lochies fétides.
3	A. 270.	22 ans.	1 à terme, spontané.	»	5 mois.	(1) (?) (2) Siège.	6 jours.	»	(1) Fœtus expulsé en ville. (2) Arrachement spontané dans le service.	Artificielle sous chloroforme.	2 placentas.	(1) (?) (2) 310 grammes.	(1) (?) (2) Masculin. Mort quelques instants après la naissance.	(1) (?) (2) (?)	Normales.
4	A. 298.	22 ans.	Primipare.	»	5 mois.	(1) Sommet en O. I. G. A. (2) Sommet en O. I. D. A.	15 min.	»	(1) Spontané. (2) Spontané.	Naturelle.	Placentaires 700 grammes.	(1) 2.330 grammes. (2) 2.400 grammes.	(1) Féminin. Bon. (2) Féminin. Bon.	»	Normales.
5	A. 407.	»	2 à terme, spontanés. — 1 avortement de 3 mois 1/2.	»	À terme.	(1) Épaule en A. I. D. dos en arrière. (2) Épaule en A. I. D. dos en avant.	»	»	(1) Embryotomie, serrefine ombil. (2) Version par manœuvres int.	Artificielle. Hémorragie. 2 heures après la délivrance.	2 placentas. (1) 390 grammes. (2) 400 grammes. 900 grammes de sang recueilli.	(1) 2.570 grammes. (2) 2.700 grammes.	(1) Fille morte. (2) Fille vivante.	2. A regagné son poids de naissance.	Pathologiques. Morte du péritoine le 5e jour.
6	A. 430.	27 ans.	Primipare.	»	À terme.	(1) Sommet en O. I. G. A. (2) Sommet en O. I. D. P.	1 h. 1/2.	5 h. »	(1) Spontané. (2) Spontané.	Naturelle.	2 placentas.	(1) 2.550 grammes. (2) 3.060 grammes.	(1) Féminin. Bon. (2) Féminin. Bon.	(1) A augmenté de 140 grammes. (2) A augmenté de 175 grammes.	Normales.
7	A. 444.	39 ans.	3 à terme, spontanés.	»	8 mois.	(1) Sommet en O. I. G. A. (2) Sommet en O. I. D. P.	10 min.	»	(1) Spontané. (2) Spontané.	Naturelle.	2 placentas réunis par un pont ombilical court. 950 grammes.	(1) 1.530 grammes. (2) 2.010 grammes.	(1) Féminin. Bon. (2) Féminin. Bon.	(1) A augmenté de 100 grammes. (2) A diminué de 20 grammes.	Normales.
8	A. 445.	23 ans.	Primipare.	»	8 mois.	(1) Sommet en O. I. G. A. (2) Face en M. I. G. A.	20 min.	»	(1) Forceps. (2) Spontané.	Naturelle.	650 grammes.	(1) 1.250 grammes. (2) 1.800 grammes.	(1) Féminin. Bon. (2) Féminin. Bon.	(1) A augmenté de 20 grammes. (2) A diminué de 100 grammes.	Normales.
9	A. 602.	21 ans.	Primipare.	»	7 mois.	(1) Sommet en O. I. G. A. (2) Siège en S. I. G. A.	15 min.	»	(1) Forceps. (2) Spontané.	Naturelle.	950 grammes.	(1) 1.780 grammes. (2) 1.390 grammes.	(1) Masculin. Bon. (2) Masculin. Bon.	(1) Mort le 11e jour. (2) Mort le 9e jour.	Mauvaises les deux premiers jours, puis suites de couches normales.
10	A. 692.	28 ans.	1 à terme, spontané.	»	À terme.	(1) Sommet en O. I. D. P. (2) Siège.	10 min.	»	(1) Accouchement spontané. (2) Version par manœuvres internes.	Artificielle pour inertie utérine.	2 placentas. (1) 550 grammes. (2) 560 grammes.	(1) 3.900 grammes. (2) 2.850 grammes.	(1) Féminin. Bon. (2) Féminin. Bon.	(1) A diminué de 100 grammes. (2) A augmenté de 100 grammes.	38e au 8e jour. Lochies abondantes au 10e jour.
11	A. 746.	41 ans.	1re grossesse à 8 mois, gémellaire, puis 3 à terme, spontanée.	»	À terme.	(1) Siège complet en S. I. G. A. (2) Sommet en O. I. G. A.	10 min.	»	(1) Spontané. (2) Spontané.	Naturelle.	2 placentas accolés. 1.110 grammes.	(1) 3.460 grammes. (2) 2.760 grammes.	(1) Masculin. Bon. (2) Masculin. Bon.	Partis en nourrice.	Normales.

Accouchements gémellaires. Tableau n° 6 (*Suite*)

NUMÉRO d'ordre.	NUMÉRO du registre.	AGE de la femme.	ACCOUCHEMENTS antérieurs.	ANTÉCÉDENTS héréditaires.	TERME de la grossesse.	PRÉSENTATIONS.	ESPACE de temps entre les 2 accouchements.	[illegible]	PARTICULARITÉS de l'accouchement.	DÉLIVRANCE.	ÉTAT ET POIDS du placenta.	ENFANT. POIDS.	ENFANT. SEXE ET ÉTAT à la naissance.	ENFANT. ÉTAT à la sortie.	MÈRE. SUITES de couches.
								Ann.	1898.						
12	B. 196.	25 ans.	Primipare.	»	»	(1) Sommet en O. I. D. T. (2) Sommet en O. I. D. A.	5 min.	10 h. [illegible]	(1) Application de forceps. (2) Application de forceps.	Spontanée.	2 placentas accolés ; 730 grammes.	(1) 2.550 grammes. (2) 1.870 grammes.	(1) Masculin. Bon. (2) Masculin. En état de mort apparente, — ranimé et mort le même jour.	(1) Bon. A augmenté de 115 grammes.	Normales.
13	B. 253.	35 ans.	1 à 8 mois, 1 à 3 mois, 7 à terme, spontanés.	»	A terme.	(1) Siège mode des fesses en S. I. D. P. (2) Sommet en O. I. D. P.	»	11 h. 1	(1) Spontané. (2) Spontané.	Artificielle.	2 placentas. (1) 700 gr. (2) 570 gr.	(1) 3.970 grammes. (2) 3.900 grammes.	(1) Masculin. Bon. (2) Masculin. Bon.	(1) A augmenté de 180 gr. (2) A diminué de 105 gr.	Pathologiques ; infection grave.
14	B. 318.	36 ans.	7 grossesses, dont 4 à terme, spontanés ; 1 accouchement provoqué à 8m., 1 version et 1 forceps.	»	A terme.	(1) Sommet en O. I. D. (2) Sommet en O. I. G.	4 heures	11 h.	(1) Spontané. (2) Version par manœuvres internes.	Spontanée.	2 placentas réunis ; 900 grammes.	(1) 2.110 grammes. (2) 2.540 grammes.	(1) Masculin. Bon. (2) Masculin. Bon.	(1) Mort le 8me jour. (2) A augmenté de 80 gr.	Normales.
15	B. 330.	23 ans.	Primipare.	»	8 mois.	(1) Siège complet en S. I. D. T. (2) Siège complet en S. I. G. T.	20 min.	5 h. [illegible]	(1) Spontané. (2) Spontané.	Spontanée.	620 grammes.	(1) 1.510 grammes. (2) 1.880 grammes.	(1) Masculin. Faible. (2) Masculin. Faible.	(1) A augmenté de 70 gr. (2) Mort le 5me jour.	Normales.
16	B. 487.	23 ans.	1 à 2 mois 1/2.	«	6 mois 1/2.	(1) Sommet en O. I. D. (2) Sommet.	»	9 h. [illegible]	(1) Spontané en ville. (2) Spontané en ville.	Spontanée en ville.	2 placentas ; 530 grammes.	(1) 1.150 grammes. (2) 1.180 grammes.	(1) Féminin. Faible. (2) Masculin. Faible.	(1) Mort. (2) Mort.	Normales.
17	B. 601.	28 ans.	3 à terme, spontanés.	»	A terme.	(1) Sommet en O. I. G. T. (2) Siège en S. I. D. P.	15 min.	7 h. [illegible]	(1) Spontané. (2) Spontané.	Spontanée.	2 placentas ; 800 grammes.	(1) 3.260 grammes. (2) 2.100 grammes.	(1) Féminin. Bon. (2) Féminin. Bon.	(1) Bon. A augmenté de 160 grammes. (2) Bon. A augmenté de 100 grammes.	Manie puerpérale, — morte le 18me jour.
18	B. 722.	28 ans.	1 A terme, spontané.	»	8 mois 1/2.	(1) Siège complet en S. I. G. A. (2) Siège mode des fesses en S. I. G.	15 min.	9 h. [illegible]	(1) Spontané. (2) Spontané.	Naturelle.	2 placentas réunis ; 1.180 grammes	(1) 2.810 grammes. (2) 3.200 grammes.	(1) Masculin. Bon. (2) Féminin. Bon.	(1) Bon. A augmenté de 310 grammes. (2) A augmenté de 450 gr.	Normales.
19	B. 727.	40 ans.	5 à terme, dont 1 gémellaire, et 1 à 6 mois, tous spontanés.	»	8 mois 1/2.	(1) Sommet en O. Pub. (2) Sommet en O. I. D.	5 min.	30 m. [illegible]	(1) Spontané. (2) Spontané.	Spontanée.	2 placentas réunis ; 750 grammes.	(1) 2.150 grammes. (2) 2.700 grammes.	(1) Masculin. Bon. (2) Féminin. Bon.	(1) A augmenté de 150 gr. (2) A augmenté de 110 gr.	Normales.
20	B. 780.	21 ans.	Primipare.	»	8 mois 1/2.	(1) Sommet en O. I. G. A. (2) Sommet en O. I. D. P.	1 h. 20.	6 h. [illegible]	(1) Spontané. (2) Spontané.	Spontanée.	930 grammes.	(1) 2.120 grammes. (2) 2.080 grammes.	(1) Masculin. Bon. (2) Masculin. Bon.	(1) A diminué de 80 gr. (2) A diminué de 330 gr.	Normales.
21	B. 911.	33 ans.	2 accouchements provoqués, 1 accouchement gémellaire.	»	8 mois 1/2.	(1) Épaule gauche en A. I. G. (2) Épaule en A. I. D. dos en arrière.	30 min.	13 h. [illegible]	(1) Version par manœuvres internes. (2) Version par manœuvres internes.	Naturelle.	2 placentas collés ; 810 grammes.	(1) 2.520 grammes. (2) 2.510 grammes.	(1) Féminin. Mort. (2) Masculin. Mort 1/4 d'heure après la naissance.	»	Normales.
22	B. 982.	38 ans.	2 à terme, spontanés.	»	4 mois.	»	»	[illegible]	Expulsion spontanée de 2 œufs entiers.	»	2 placentas. (1) 170 gr. (2) 135 gr.	(1) 322 grammes. (2) 275 grammes.	(1) Féminin. Mort. (2) Féminin. Mort.	»	Normales.

Accouchements gémellaires.

Tableau n° 6 (Suite).

NUMÉRO d'ordre.	NUMÉRO du registre.	AGE de la femme.	ACCOUCHEMENTS antérieurs.	ANTÉCÉDENTS héréditaires.	TERME de la grossesse.	PRÉSENTATIONS.	ESPACE de temps entre les 2 enfants.	PARTICULARITÉS de l'accouchement.	DÉLIVRANCE.	ÉTAT ET POIDS du placenta.	POIDS.	ÉTAT ET ÉTAT à la naissance.	ÉTAT à la suite.	SUITES de couches.
23	B. 985.	24 ans.	Primipare.	»	8 mois 1/2.	(1) Siège complet en S. I. D. P. (2) Siège complet en S. I. G. T.	10 min.		Spontané. Spontané.	Naturelle.	500 grammes.	(1) 2.200 grammes. (2) 1.600 grammes.	(1) Masculin, Bon. (2) Masculin, Faible.	(1) Mort le 12e jour. (2) Mort le 13e jour.	Normales.
24	B. 1112.	23 ans.	1 à terme, spontané.	»	7 mois.	(1) Sommet en O. Pub. (2) Siège mode des fesses en S. I. G. A.	40 min.		Spontané. Spontané.	Naturelle.	2 placentas réunis ; 500 grammes.	(1) 1.500 grammes. (2) 1.530 grammes.	(1) Masculin, Bon. (2) Masculin, Faible.	(1) Mort le lendemain. (2) Mort 2 jours après.	Normales.
25	B. 1116.	31 ans.	1 à terme, spontané.	»	9 mois 1 2.	(1) Sommet en O. I. G. A. (2) Sommet en O. I. D. A.	»		Spontané. Spontané.	Naturelle.	2 placentas réunis ;	(1) 1.040 grammes. (2) 1.800 grammes.	(1) Masculin, Faible. (2) Masculin, Faible.	(1) Mort. (2) 2 heures après. (2) Mort le 5e jour.	Normales.
26	B. 1122.	31 ans.	6 à terme, spontanés ; 1 à 7 mois 1/2, spontané.	»	8 mois.	(1) Sommet en O. I. G. P. (2) Épaule gauche en A. I. D.	25 min.		Spontané. Version par manœuvres internes.	Naturelle.	2 placentas réunis ; 920 grammes.	(1) 2.400 grammes. (2) 2.500 grammes.	(1) Féminin, Bon. (2) Féminin, Bon.	(1) Bon. (1) A diminué de 300 grammes. (2) A diminué de 100 gr.	Normales.
27	B. 1229.	19 ans.	1 à 5 mois, spontané.	son père était un jumeau.	A terme.	(1) Sommet en O. I. D. P. (2) Siège.	55 min.		Spontané. Spontané.	Naturelle.	700 grammes.	(1) 1.960 grammes. (2) 1.970 grammes.	(1) Masculin, Bon. (2) Masculin, Macéré.	(1) Bon. (2) repris le 14 gr.	Normales.
28	B. 1250.	24 ans.	3 à terme, spontanés.	»	8 mois.	(1) Sommet en O. I. G. A. (2) Sommet en O. I. D. P.	20 min.		Spontané. Spontané.	Naturelle.	700 grammes.	(1) 1.700 grammes. (2) 2.060 grammes.	(1) Masculin, Bon. (2) Masculin, Bon.	(1) A augmenté de 125 gr. (2) A augmenté de 80 gr.	Normales.
29	B. 1346.	33 ans.	3 à terme, spontanés.	»	6 mois.	(1) Sommet en O. I. D. P. (2) Siège en S. I. D. T.	20 min.		Spontané. Spontané.	Naturelle.	500 grammes.	(1) 1.000 grammes. (2) 1.000 grammes.	(1) Masculin, Bon. (2) Masculin, Mort.	(1) Parti au bout de 8 jours. (2) Mort.	Normales.
30	B. 1559.	18 ans.	Primipare.	»	9 mois.	(1) Sommet en O. I. G. T. (2) Sommet en O. I. D. T.	2 h. 30		Forceps. Version par manœuvres internes.	Artificielle, hémorrhagies.	920 grammes.	(1) 1.730 grammes. (2) 2.750 grammes.	(1) Féminin, Bon. (2) Féminin, Bon.	(1) Mort. (2) A repris son poids de naissance.	Pathologiques.

Année 1899.

31	C. 50.	30 ans.	1 à terme, forceps.	»	A terme.	(1) Sommet en O. I. D. P. (2) Sommet en O. I. G. A.	1 h. 20		Spontané. Spontané.	Naturelle.	2 placentas réunis ; 800 grammes.	(1) 2.530 grammes. (2) 2.700 grammes.	(1) Féminin, Bon. (2) Masculin, Bon.	(1) A augmenté de 80 grammes. (2) A diminué de 15 gramm.	Normales.
32	C. 196.	20 ans.	Primipare.	Pas d'antécédents gémellaires.	8 mois.	(1) Sommet en O. I. D. A. (2) Sommet en O. I. G. A.	20 min.		Spontané. Spontané.	Naturelle.	2 placentas séparés ; 1) 400 grammes. 2) 400 grammes.	(1) 1.900 grammes. (2) 1.850 grammes.	(1) Féminin, Bon. (2) Féminin, Bon.	(1) A diminué de 50 gramm. (2) A augmenté de 20 gramm.	Normales.
33	C. 221.	22 ans.	6 à terme, spontanés.	Antécédents gémellaires.	A terme.	(1) Sommet. (2) Siège en S. I. D.	4 heures.		Accouchée en ville spontanément. (2) A l'hôpital, spontanément.	Naturelle.	2 placentas réunis ; 750 grammes.	(1) 2.600 grammes. (2) 2.675 grammes.	(1) Féminin, Bon. (2) Masculin, Bon.	(1) A augmenté le 7e mois.	Normales.
34	C. 501.	20 ans.	Primipare.	Le mari de la parturiente est jumeau.	8 mois 1/2.	(1) Sommet en O. I. G. T. (2) Sommet en O. I. D. P.	10 min.		Spontané. Spontané.	Naturelle.	500 grammes.	(1) 1.700 grammes. (2) 2.599 grammes.	(1) Masculin, Bon. (2) Masculin, Mort.	(1) A augmenté de 175 gramm.	Normales.
35	C. 536.	29 ans.	2 à terme, spontanés ; 1 à 8 m., spontané.	»	A terme.	(1) Sommet en O. I. G. T. (2) Sommet en O. I. D. P.	20 min.		Spontané. Spontané.	Naturelle.	2 placentas réunis ; 1.000 grammes.	(1) 2.620 grammes. (2) 2.750 grammes.	(1) Féminin, Bon. (2) Masculin, Bon.	(1) A augmenté de 90 gramm. (2) A augmenté de 125 gramm.	Normales.

10

Accouchements gémellaires.

Tableau n° 6 (Fin).

NUMÉRO d'ordre.	NUMÉRO du registre.	AGE de la femme.	ACCOUCHEMENTS antérieurs.	ANTÉCÉDENTS héréditaires.	TERME de la grossesse.	PRÉSENTATIONS.	ESPACE de temps entre la naissance des deux enfants.	TERME total de l'accouchement.	PARTICULARITÉS de l'accouchement.	DÉLIVRANCE.	ÉTAT ET POIDS des placentas.	POIDS.	SEXE ET ÉTAT à la naissance.	ÉTAT à la sortie.	MÈRE. Suites de couches.
36	C. 557.	38 ans.	3 à terme, spontanés.	Pas de jumeaux dans la famille.	»	(1) Sommet. (2) Siège.	10 min.	10 1/2 h.	(1) Spontané. (2) Spontané.	Artificielle.	»	1. 1.000 grammes. 2. 350 grammes.	(1) Masculin. Mort. Macéré. (2) Masculin. Faible.	(1) Mâcéré. (2) Mort à la 30° après sa naissance.	Normales.
37	C. 631.	38 ans.	2 à terme, spontanés; 2 avant terme.	Pas d'antécédents gémellaires dans la famille.	7 mois 1/2.	(1) Siège mode des fesses en S. I. G. P. (2) Siège mode des pieds en S. I. G.	10 min.	3 h. 4	(1) Spontané. (2) Spontané.	Spontanée.	2 placentas réunis; 1.400 grammes.	(1) 2.350 grammes. (2) 2.250 grammes.	(1) Féminin. Mort. (2) Masculin. Vivant.	(1) — (2) A diminué de 200 gramm.	Normales.
38	C. 1009.	30 ans.	4 à terme, spontanés; 1 à 4 mois 1/2.	Pas de gémellité dans la famille.	8 mois 1/2.	(1) Sommet en O. I. G. A. (2) Épaule droite en Acr. I. G.	45 min.	3 h. 1/2	(1) Spontané. (2) Version par manœuvres internes.	Naturelle.	770 grammes.	(1) 2.230 grammes. (2) 1.980 grammes.	(1) Masculin. Bon. (2) Féminin. Bon.	(1) A augmenté de 170 gramm. (2) A diminué de 10 gramm.	Normales.
39	C. 1037.	»	Primipare.	»	»	(1) Sommet en O. I. G. A. (2) Sommet en O. I. D. P.	40 min.	12 h.	(1) Spontané. (2) Spontané.	Naturelle.	980 grammes.	(1) 1.900 grammes. (2) 2.470 grammes.	(1) Masculin. Bon. (2) Masculin. Bon.	(1) A diminué de 200 gramm. (2) A diminué de 25 gramm.	Lochies fétides.
40	C. 1101.	18 ans.	1 à terme, spontané.	»	5 mois.	(1) Sommet en O. Pub. (2) Épaule.	25 min.	2 h.	(1) Spontané. (2) Spontané.	Naturelle.	450 grammes.	(1) 280 grammes. (2) 310 grammes.	(1) Masculin. Faible. (2) Masculin. Mort.	(1) Mort après quelques heures. (2) —	Normales.
41	C. 1161.	30 ans.	6 à terme, spontanés.	Pas d'antécédents gémellaires.	6 mois.	(1) Siège. (2) Siège.	40 min.	7 h.	(1) Spontané. (2) Spontané.	Naturelle.	590 grammes.	(1) 320 grammes. (2) 1.030 grammes.	(1) Féminin. Mort. (2) Masculin. Faible.	(1) — (2) Mort le lendemain.	Normales.
42	C. 1183.	28 ans.	3 à terme, spontanés; 1 à 3 mois 1/2.	1 tante maternelle ayant eu 2 jumeaux.	6 mois.	(1) Sommet en O. I. G. (2) Siège décomplété mode des fesses.	1 heure.	8 h.	(1) Spontané. (2) Spontané.	Naturelle.	520 grammes.	(1) 1.000 grammes. (2) 970 grammes.	(1) Féminin. Faible. (2) Féminin. Faible.	Mort tous les deux, quelques heures après.	Normales.
43	C. 1204.	26 ans.	Primipare.	Pas d'antécédents gémellaires.	9 mois.	(1) Sommet en O. I. D. P. (2) Siège en S. I. D. P.	25 min.	21 h.	(1) Spontané. (2) Spontané.	Naturelle.	2 placentas.	(1) 1.250 grammes. (2) 1.350 grammes.	(1) Masculin. Bon. (2) Masculin. Bon.	(1) Mort le 12° jour. (2) Mort quelques heures après la naissance.	Normales.
44	C. 1285.	38 ans.	6 à terme, spontanés.	Aucun antécédent gémellaire.	À terme.	(1) Sommet. (2) Épaule droite en A. I. G.	3 h. 30	5 h.	(1) Spontanée en ville. (b) Embryotomie pour épaule engagée.	Artificielle.	1.030 grammes.	(1) 2.440 grammes. (2) 2.350 grammes.	(1) Masculin. Bon. (2) Masculin. Mort.	(1) A diminué de 225 grammes.	Élévation de température durant 3 jours entre 37°.8 et 39°.6 puis suites de couches normales.

Accouchements trigémellaires.

NUMÉRO d'ordre.	NUMÉRO du registre.	AGE de la femme.	ACCOUCHEMENTS antérieurs.	ANTÉCÉDENTS héréditaires.	TERME de la grossesse.	PRÉSENTATIONS.	ESPACE	TERME total	PARTICULARITÉS	DÉLIVRANCE.	ÉTAT ET POIDS des placentas.	POIDS.	SEXE ET ÉTAT	ÉTAT	MÈRE.
1	C. 504.	29 ans.	III pare.	»	9me mois.	(1) Sommet. (2) Sommet avec procidence du cordon. (3) Sommet.	1/4 d'h. 1/4 d'h. 1/4 d'h.	31 h.	(1) Forceps. (2) Spontané. (3) Version.	Artificielle.	1.290 gr. 2 placentas; un séparé, un contenant à 2 enfants.	(1) Féminin. 2.270 grammes. (2) Masculin. 2.500 grammes. (3) Masculin. 2.500 grammes.	(1) Bon. (2) Morté. (3) Mort une nuerté.	(1) Bon. A augmenté de 100 grammes. (2) — (3) —	Suites de couches normales.

Placenta prævia.

Tableau n° 7.

NUMÉRO d'ordre.	NUMÉRO du registre. 1887	AGE de la femme.	ACCOUCHEMENTS antérieurs.	PRODROMES pathologiques et hémorragies pendant la grossesse.	HÉMORRAGIES du travail et annexes complètes.	ACCOUCHEMENT.	SUITES DE COUCHES et points latéraux du placenta.	ÉTAT après l. délivrance.	SUITES. Suites de couches.	SUITES. Soins particuliers.	ENFANT. Poids.	ENFANT. État à la naissance.	ENFANT. Fin à la sortie.
1	A. 125.	?	Primipare.	Hémorragie survenue brusquement pendant le sommeil, à 8 mois 1/2.	Petite hémorragie au début du travail; placenta accessible à gauche et en arrière. — Rupture artificielle des membranes, la dilatation étant de 2 francs. Ballon de Champetier à 540 gr. de liquide.	Spontané (vertex).	Atonique. — Membranes déchirées.	Température : 37°. — Pouls, 134.	Pathologiques. Température maxima : 41°,0. Morte le 14° jour.	Recouvrement pour élévation de température; sérum sous-cutané. — Bains froids.	3.650 grammes.	Mort. Macéré.	
2	A. 589.	24 ans.	Primipare.	Rien de particulier pendant la grossesse, pas d'hémorragie.	Petite hémorragie au début du travail; puis hémorragie plus considérable, la dilatation étant de 8 francs; rupture artificielle des membranes.	Spontanée. — Ouverture des membranes près du bord placentaire.	Température : 37°,1.	Pathologiques. Élévation de température : 39°,6 le 3° jour, puis suites de couches normales.	Traitement spécifique. — Injections intra-utérines au permanganate de potasse; sulfate de quinine; pansement vaginal à la gaze iodoformée.	3.010 grammes.	Assez bon.	Mort le 19° jour de syphilis.
3	A. 682.	40 ans.	1 accouchement antérieur, à terme; enfant vivant.	Hémorragie considérable au huitième mois de la grossesse; on arriva au plus tôt; les cotylédons plus centraux, à gauche, au-dessus de l'orifice utérin; le col était alors long et perméable.	Rupture artificielle des membranes, la dilatation étant de 2 francs. — Application du gros ballon de Champetier contenant 300 gr. de liquide.	Version par manœuvres internes, le placenta étant très près du bord placentaire.	Artificielle. — Placenta irrégulier, état; membranes complètes, déchirées très près du bord placentaire.	Température : 37°,1.	Sur le col, le 3° jour, couennes; touchées à l'eau iodée. — Légère élévation de température durant 4 jours. Température maxima 39°, puis suites de couches normales.	Injection d'utérine. — Sérum sous-cutané : 1.000 grammes le premier jour. Sulfate de quinine.	3.630 grammes.	Né vivant puis réanimé.	Œdème sus-pubien, et mort le 3° jour.
4	A. 716.	30 ans.	3 à terme, spontanés; enfants vivants.	Pas d'hémorragie pendant la grossesse.	Petite hémorragie au début du travail; la dilatation est de 2 francs; placenta inséré à gauche et en arrière. — Rupture spontanée des membranes, la dilatation étant de 4 francs. — Tamponnement vaginal à la gaze iodoformée.	Naturelle. — Membranes complètes, déchirées près du bord placentaire; membranes : 35 centimètres et bord placentaire.	Température : 36°,8.	Normales. — Température maximale 37°,6.		3.230 grammes.	Bon.	Sort parti en bon état.
5	A. 708.	29 ans.	3 à terme, spontanés; enfants vivants. 1 avortement.	Hémorragie assez abondante au début du neuvième mois. — Hydramnios.	Hémorragie au début du travail, la dilatation étant de 5 francs. — Après avoir rompu artificiellement les membranes, introduction du ballon de Champetier contenant 300 gr. de liquide.	Tentative infructueuse de version par manœuvres internes. — Forceps sur la tête au 3°.	Artificielle. — Placenta perforé au centre.	Frissons avant l'accouchement. — Température : 38°,3.	Lochies très fétides. — Recouvrement le lendemain de l'accouchement. — Radiogonassée au sophitol camphré. — Réunion de température durant 15 jours; température maxima : 40°,6.	Injection intra-utérine au permanganate de potasse (10 litres) après la délivrance.	3.600 grammes.	Mort-né.	

Placenta prævia.

NUMÉRO d'ordre.	NUMÉRO du registre. 1896.	AGE de la femme.	ACCOUCHEMENTS antérieurs.	PRODROMES pathologiques et hémorrhagie pendant la grossesse.	HÉMORRHAGIE du travail et renouvelée après les eaux.	ACCOUCHEMENT.	DÉLIVRANCE et rétention ou non du placenta.	ÉTAT après la délivrance.	MÈRE — Suites de couches.	MÈRE — Soins particuliers.	ENFANT — Poids.	ENFANT — État à la naissance.	ENFANT — État à la sortie.
6.......	R. 139.	37 ans.	2 avortements. — 2 accouchements prématurés, spontanés; 1 à 3 mois 1/2, 1 à 7 mois 1/2.	Pas d'hémorragie pendant la grossesse.	Hémorragie au début du travail; introduction du ballon de Champetier à 500 gr. — Expulsion du ballon; rupture spontanée de la poche des eaux, la dilatation étant complète.	Spontané (siège).	Naturelle. — Le placenta présentait des foyers d'hémorragie, un disséminés. Membranes des membranes : 1 et 20 centimètres.	Température : 39°.	Normales.		1.680 grammes.	Mort-né.	
7.......	R. 349.	25 ans.	3 accouchements terminés à terme, spontanément. — Enfants vivants.	15 jours avant l'accouchement, hémorragie arrêtée après 5 jours de repos; 8 jours après, nouvelle hémorragie qui se renouvelle tous les jours jusqu'au début du travail.	Rupture spontanée des membranes, la dilatation étant après à 5 francs.	Version par manœuvres internes.	Naturelle. — Placenta présentant 2 parties dont l'une rouge, hémorragique, l'autre de couleur normale.	Température : 38°,3.	Normales.	750 grammes de sérum sous-cutané avant et après l'accouchement. — Pansement vaginal à la gaze iodoformée.	1.650 grammes.	Mort-né.	
8.......	R. 350.	30 ans.	2 accouchements antérieurs, spontanés, à terme. — Hémorrhagie abondante au deuxième accouchement.	15 jours avant l'accouchement, hémorragie; injections chaudes et repos. Petites pertes tous les jours jusqu'à son entrée à l'hôpital. Rupture artificielle des membranes en ville.	À son entrée, hémorragie abondante. — Élimination de 5 francs; on arrive directement sur le placenta en arrière et à gauche; tamponnement vaginal à la gaze iodoformée; perforation du placenta. — Enfant mort.	Version par manœuvres internes, basistripie sur le sommet; on va tête dernière.	Artificiel. — Placenta délité. — Membranes largement ouvertes.	Température : 38°.	Pathologiques. — Élévation de température les 8 premiers jours, puis suites de couches normales.		3.040 grammes.	Mort.	à la masse cérébrale.
9.......	R. 300.	36 ans.	3 à 7 mois, terminés spontanément.	Hémorragies au sixième mois. — Repos. — L'hémorragie se renouvelle au septième mois. — Tamponnement vaginal. — Rupture spontanée et prématurée des membranes avant son entrée à l'hôpital.	Foyers hémorragiques anciens sur la caduque; membranes délitées au bord placentaire qui lui-même est délité.	Accouchement spontané.	Naturelle. — Foyers hémorragiques anciens sur la caduque.	Température : 37°.	Température maxima : 37°,8. — Lochies fétides durant 3 jours, puis suites de couches normales.	Injections intra-utérines au permanganate de potasse; pansement vaginal à la gaze iodoformée.	1.320 grammes.	Faible.	Parti en bon état.
10.......	R. 573.	26 ans.	3 à terme, spontanés.	Hémorragie très abondante au huitième mois.	Rupture spontanée des membranes au début du travail, la dilatation étant de 5 francs. — Ballon Champetier de 500 gr., la dilatation étant de 5 francs.	Version par manœuvres internes.	Artificielle. — Placenta déchiqueté.	Température : 37°.	Pathologiques. — Élévation de température durant 11 jours, puis maximale. — Température maxima : 37°,5.	Injection sous-cutanée de sérum (2000 grammes) après la délivrance; caféine.	4.100 grammes.	Mort-né.	
11.......	R. 604.	20 ans.	Primipare.	Pas d'hémorragie pendant le travail.	Hémorragie au début du travail. La dilatation étant de 3 francs. — Placenta inséré à droite près de l'orifice. — Rupture spontanée des membranes à la dilatation complète.	Version par manœuvres internes.	Artificielle. — Membranes largement déchirées; ensersions : 26 et 6 centimètres.	Température : 37°.	Normales. — Température maxima : 37°,3.		1.400 grammes.	Mort quelques heures après la naissance.	

Placenta prævia.

NUMÉRO d'ordre.	NUMÉRO du registre. 1888	AGE de la femme.	ACCOUCHEMENTS antérieurs.	ANTÉCÉDENTS pathologiques et phénomènes pendant la grossesse.	HÉMORRAGIES du travail et causes accompagnant.	ACCOUCHEMENT.	DÉLIVRANCE et particularités du placenta.	ÉTAT après la délivrance.	MÈRE. Suites de couches.	MÈRE. Suites particulières.	ENFANT. Poids.	ENFANT. État à la naissance.	ENFANT. État à la sortie.
12......	B. 887.	36 ans.	4 à terme, spontanés.	Au début du neuvième mois, hémorragie qui s'arrête sous l'influence du repos.	Hémorragie pendant le travail. A son acmé, dilatation donnant une petite paume de main; rupture artificielle des membranes.	Accouchement spontané (vomissant).	Naturelle.	Température : 36°.	Normales. — Température maxima : 37°.		2.730 grammes.	Mort apparente; ranimé.	Bon état.
13......	B. 909.	30 ans.	3 à terme, spontanés. — 2 avortements.	Hémorragie 4 jours avant l'accouchement et ayant duré 2 heures.	Hémorragie au début du travail. Rupture artificielle des membranes. Le col est long, largement ouvert. Nul lon Champetier à 0$\backslash$10 gr. Expulsion spontanée du ballon à lui; dilatation complète.	Accouchement spontané (vomissant).	Naturelle. — Contractions des membranes; 24 et 0 centimètres.	Température : 36°,1.	Normales. — Température maxima : 37°.		3.750 grammes.	Bon.	Bon état.
14......	B. 1174.	28 ans.	Primipare.	Pas d'hémorragie pendant la grossesse.	Hémorragie au début du travail, en arrive sur un octylitoin à droite. — Rupture artificielle des membranes et introduction du ballon Champetier contenant 500 gr. de liquide.	Application du forceps sur la tête.	Artificielle. — Placenta doté, aplati, déchiqueté à la partie inférieure et postérieure; foyers hémorragiques anciens.	Température : 36°,8.	Pathologiques. — Élévation de température durant 12 jours, puis suites de couches normales.	500 grammes de sérum sous-cutané avant l'accouchement, et 500 grammes après l'accouchement. — Enveloppement; injections intra-utérines au permanganate de potasse.	3.100 grammes.	Bon.	Parti en bon état.
15......	B. 1290.	27 ans.	1 accouchement antérieur à 8 mois, spontané.	Vomissements fréquents. État général grave. Fièvre.	Avortement provoqué sous chloroforme à 3 mois pour placenta prævia profus et infection de la partie placentaire située au niveau du col utérin.	Dilatation de col. Fluide des hachées de Bégar; extraction du fœtus par la languette, contexte crochir.	Artificielle. — Un lac.	Température : 41°,2.	Élévation de température durant 3 jours, puis suites de couches normales.	Sérum sous-cutané et intra-veineux comportant intra-utéris à la gaze iodoformée.		Mort.	
16......	B. 1292.	30 ans.	Primipare.	Hémorragies durant toute la durée de la grossesse, aux époques menstruelles.	Hémorragie dès l'accouchement. — Rupture artificielle des membranes, le dilatation étant d'une petite paume de main; tamponnement vaginal à la gaze iodoformée.	Accouchement spontané.	Naturelle. — Membranes rompues au bord du placenta.	Anémie aiguë. — Mort 2 heures après l'accouchement.		Piqûres d'éther de caféine, oxygène.	2.520 grammes.	Mort.	
17...... 1889	C. 161.	28 ans.	5 à terme, spontanés.	Pas d'hémorragie pendant la grossesse.	Hémorragie au début du travail. — Rupture artificielle des membranes à son acmé, la dilatation étant de 4 centimètres.	Accouchement spontané.	Naturelle. — Rupture des membranes au bord du placenta; membranes; rayon : 48 et 0 centimètres.	Température : 36°.	Normales.		3.800 grammes.	Bon.	Bon.
18......	C. 841.	31 ans.	3 à terme, spontanés; 1 à 7 mois; 1-2 spontané.	Pas d'hémorragie pendant la grossesse.	Petite hémorragie pendant le travail. — Rupture spontanée des membranes, la dilatation étant complète.	Accouchement spontané.	Naturelle. — Membranes rompues au bord du placenta; 11 centimètres et bord placentaire.	Température : 38°.	Normales.	Végétations au fond du vagin; attouchements à la teinture d'iode.	2.880 grammes.	Bon.	Bon.

11

Placenta prævia.

Tableau n° 7 (Fin).

NUMÉRO d'ordre.	NUMÉRO du registre.	AGE de la femme.	ACCOUCHEMENTS antérieurs.	GROSSESSES pathologiques et hémorragies pendant la grossesse.	HÉMORRAGIES de travail et événements antérieurs.	ACCOUCHEMENT.	PLACENTA et parties du placenta.	ÉTAT après la délivrance.	MÈRE. Suites de couches.	Soins préventifs.	Poids.	ENFANT. État à la naissance.	État à la sortie.
19	C. 374.	20 ans.	Primipare.	Hémorragie au sixième mois, puis seconde hémorragie dans le courant du septième mois.	Hémorragie au début du travail ou vila. — Rupture artificielle des membranes à la dilatation complète.	Accouchement spontané (normal).	Naturelle.	Température: 37°,8.	Normales.	Pansement vaginal à la gaze iodoformée.	2.410 grammes.	Mort-né.	
20	C. 410.	43 ans.	Primipare.	Pas d'hémorragie pendant la grossesse.	Hémorragie au début du travail, peu abondante, en ville; membranes rompues avant l'entrée à l'hôpital.	Accouchement spontané (normal).	Naturelle. — Membranes déchirées au bord placentaire; mensurations : 23 et bord placentaire.	Température: 39°,3.	Normales.	Pansement vaginal à la gaze iodoformée.	1.620 grammes.	Mort.	
21	C. 468.	26 ans.	À terme, spontané.	Hémorragie au début du septième mois; injections vaginales de permanganate de potasse; tamponnement.	Hémorragie au début du travail; rupture spontanée des membranes, le col étant long, perméable.	Accouchement spontané (normal).	Naturelle. — Membranes déchirées au bord du placenta ; mensurations : 23 et bord placentaire.	Température: 37°,2.	Normales.	Pansement vaginal à la gaze iodoformée.	2.800 grammes.	Bon.	Bon.
22	C. 512.	23 ans.	À terme, spontané. — à-terme terme.	Hémorragies abondantes 2 jours avant l'accouchement; tamponnement du col et du vagin à la gaze iodoformée.	Hémorragie au début du travail; rupture artificielle des membranes, le col étant en voie d'effacement. Application du ballon Champetier continuant 200 gr. de liquide.	Accouchement spontané (normal).	Spontanée. — Placenta entier.	Température: 39°,2.	Pathologiques. — Infection; élévation de température; 40°,5 température maxima le 2° jour. Mort le 5° jour.	5060 grammes dosés; sérum sous-cutané pendant le travail; bains froids, curetage, sérum sous-cutané et lotions-vaginales; oxygène.	1.850 grammes.	Macéré.	
23	C. 707.	42 ans.	À terme, spontané.	Hémorragies sans nom 2 mois avant l'accouchement.	Hémorragie au début du travail; la dilatation étant de 1 franc; rupture artificielle des membranes. La dilatation étant d'une petite paume de main. — Introduction du ballon Champetier de 400 gr. — Expulsion spontanée du ballon à la dilatation complète.	Accouchement spontané (normal).	Naturelle. — Ruptures au bord placentaire; mensurations : 30 et bord placentaire.	Température: 37°,2.	Normales.	900 grammes; sérum sous-cutané pendant le travail.	3.080 grammes.	Mort-né.	
24	C. 714.	?	À terme, spontané.	Pertes de sang tous les jours, durant 1 mois, le diagnostic d'insertion vicieuse du placenta est porté.	Rupture prématurée des membranes avant son entrée à l'hôpital.	Expulsion spontanée d'un enfant mort (terme : à moitié).	Spontanée. — Membranes déchirées incomplètes.	Température: 39°,0.	Normales. — Température maxima, 39°,5.	sérum sous-cutané.	630 grammes.	Mort quelques heures après la naissance.	
25	C. 1231.	31 ans.	À terme, spontané.	Pertes de sang pendant toute la grossesse.	Hémorragie au début du travail, la dilatation étant de 2 francs. Rupture artificielle des membranes. — Tamponnement à la gaze iodoformée.	Accouchement spontané (normal).	Naturelle. — Membranes déchirées incomplètes.	Température: 37°,4.	Pathologiques. Température maxima 39°. Élévation de température durant 8 jours. — Lochies fétides. — Râles de bronchite. — À partir du 8° jour, normales.	sérum sous-cutané, 800 grammes; enflée.	960 grammes.	Mort.	

Grossesse extra-utérine.

NUMÉRO d'ordre.	NUMÉRO du registre 1898	AGE de la femme.	PARITÉ.	ANTÉCÉDENTS pathologiques.	PARTICULARITÉS de la grossesse.	PARTICULARITÉS de la rupture.	PARTICULARITÉS après la rupture.	INTERVENTION.	PIÈCES ANATOMIQUES.	SUITES POUR LA MÈRE.
1	19 avril	26 ans.	Secondipare.	Anémie à quatorze ans.	Dill. 22-23 février. Douleurs abdominales et hémorragie assez abondante. 16 avril. — Ballonnement du ventre.	Rupture : 18 avril, après avoir été alitée deux mois à peine. — Syncopes, ventre douloureux. Hémorragie utérine assez abondante.	Syncopes répétées. — Hématocèle qui remonte au-dessus de l'ombilic.	Pas d'intervention. — Séjour sous-cutané. Glace sur le ventre.	»	Température maxima : 38°,5. — Expulsion d'un débris de cadavre fétide le 3 mai. — Part en bon état le 22 mai.
2	B. 1060.	29 ans.	Multipare.	Péritonite en 1891.	Dill. 6-8 juillet. Douleurs brusques, très vives la veille de son entrée. — Syncopes.	Rupture : 10 octobre, la grossesse étant à deux mois et demi environ. Vomissements. Léger écoulement sanguin. Ballonnement de l'abdomen.	Ballonnement du ventre qui est douloureux à la palpation. Vomissements. Les téguments paraissent prendre une légère teinte ictérique.	Laparotomie.	Ablation de la trompe gauche. Caillots, sang.	Température maxima : 39°,4 le quatrième jour. — Phlyctènes à la cuisse gauche au niveau d'une piqûre de sérum. Suites opératoires normales. — Sort en bon état le 11 novembre.
1899										
3	C. 76.	45 ans.	Multipare.	Bronchite en 1898.	Dill. fin août. Douleurs brusques, abdominales et lombaires. Fièvre, frissons; élévation de température, 38°,5.	Nouvelle crise : la grossesse étant à quatre mois. — Douleur brusque. — Hématocèle dans le cul-de-sac postérieur. Transfert par peur, part vers son entrée à l'hôpital.	Vomissements. Vomissements verdâtres.	Pas d'intervention. — Glace sur le ventre.	»	Normales. — Part en bon état le 21 février.
4	C. 294.	28 ans.	Multipare.	Pleurésie en 1895.	Dill. 31 décembre. Vomissements, à février; crise à la suite de laquelle douleurs lombaires et abdominales très vives. — Expulsion de caillots. Écoulement sanguin assez abondant.	Rupture : 10 mars, à la suite d'un grand effort. — Écoulement, ventre ballonné, vomissements incessants verdâtres.	Vomissements, diarrhée, ventre ballonné. Douleurs très vives dans le ventre. — Hématocèle péritonéale.	Ventre très douloureux à la palpation; maladie état général grave. — Incision du cul-de-sac postérieur, écoulement d'un liquide purulent et de quelques caillots.	Trompe gauche rompue. — Hématocèle suppurée.	Mort 11 heures après l'intervention (17 mars).
5	C. 422.	29 ans.	Multipare.	Fièvre typhoïde.	Dill. 29 décembre. Écoulement sanguin, 3 janvier; douleurs dans la région hypogastrique et dans la fosse iliaque.	Rupture : 5 février, la grossesse étant alors de trois semaines environ. — Écoulement sanguin abondant. Tumeur se percevant au toucher remplissant les culs-de-sac et l'hypogastre. Écoulement sanguin abondant et continu.	»	Laparotomie. — Une hématocèle remplissant les culs-de-sac postérieur et latéral gauche. Incision du repli du Douglas et du cul-de-sac postérieur. Drainage avec une longue mèche de gaze iodoformée.	»	Température maxima : 38°,5. — Part en bon état le 23 mai.
6	C. 474.	40 ans.	Multipare.	Rougeole. Bronchite. 2 avortements.	Dill. 3 au 8 février. Sensation de pesanteur dans le bas-ventre. — Pertes continues. Écoulement. — Syncopes, frissons, hémorragies.	Rupture : 9 avril, la grossesse étant à peu de jours environ. — Sensation douloureuse. En arrière tumeur remplissant le cul-de-sac de Douglas. — Tumeurs abdominales. — Syncopes.	Ventre très douloureux, l'abdomen se tend et à droite des vives la symphyse. En arrière tumeur remplissant le cul-de-sac de Douglas. Au toucher, on sent une bombure qui fait saillie à travers la paroi vaginale.	Laparotomie. — Quand le péritoine est incisé, il s'écoule une assez grande quantité de sang avec l'enfant.	Trompe droite rompue.	Mort 24 heures après l'opération.
7	C. 1355.	18 ans.	Primipare.	Aucun.	Dill. 19 au 24 octobre. Tumeur qui remplit les culs-de-sac. Douleurs lombaires et hypogastriques.	Rupture : la grossesse étant de...	Hématocèle suppurée.	Laparotomie. — Écoulement assez abondant de pus au moment de l'incision. Adhérences des annexes droites trompe droite rompue.	»	Drainage par la plaie abdominale. — Sort en bon état le 2 janvier 1900.
8	C. 1376.	32 ans.	Secondipare.	Aucun.	Dill. 22 septembre. Expulsion d'un grand lambeau de cadavre, 27 novembre.	Rupture le 22 novembre, grossesse étant alors à deux mois. Rejet suivant du ventre, syncopes, frissons.	Syncopes. Léger écoulement sanguin.	Laparotomie.	»	Suites normales. — Part en bon état le 27 décembre.

Éclampsie puerpérale.   Tableau n° 9.

NUMÉRO d'ordre.	NUMÉRO du registre.	ÂGE de la femme.	PARITÉ.	ACCOUCHEMENTS antérieurs.	TERME de la grossesse.	NOMBRE d'accès.	OPÉRATIONS obstétricales. ACCOUCHEMENT.	SUITES pour la mère.	TRAITEMENT.	ÉTAT à la naissance.	POIDS.	ÉTAT à la sortie.
							Éclamptiques		**(année 1897).**			
1	A. 138.	29 ans.	Primipare.	»	»	11 accès avant l'accouchement.	Accouchement précipité. — Rupture de l'appareil. — Ballon Champetier. — Accouchement à terme spontané.	Suites de couches normales.	Chloral. — Chloroforme. — Régime lacté absolu.	Mort-né.	1.900 grammes.	»
2	A. 211.	36 ans.	VII pare.	4 à terme, spontanés, enfants vivants; 3 à 6 mois, enfants morts, éclampsie.	»	1 accès en ville.	Accouchement spontané. — Délivrance artificielle.	Mort dans le coma dix-sept heures et demie après son entrée. — Chloral. — Sérum sous-cutané, 300 grammes.	100 grammes de lait, régulièrement toutes les heures. — Chloral. — Sérum sous-cutané, 300 grammes.	Mort.	1.220 grammes.	»
3	A. 361.	19 ans.	Primipare.	»	8 mois.	11 accès avant l'accouchement.	Accouchement précipité avec le ballon Champetier, forceps.	Mort trois jours après avec son entrée dans le coma, avec 41° de température.	Régime lacté. — Chloral. 1.400 grammes de sérum sous-cutané. — Saignée de 300 grammes.	Bon.	1.440 grammes.	Bon.
4	A. 395.	17 ans.	Primipare.	»	5 mois 1/2.	3 accès avant l'accouchement.	Accouchement spontané.	Suites de couches normales.	Chloral. — Chloroforme. — Régime lacté. — Saignée de 300 grammes. — 725 grammes de sérum sous-cutané.	Mort-né.	957 grammes.	»
5	A. 504.	»	Primipare.	»	7 mois.	1 accès après l'accouchement.	Accouchement précipité avec le ballon Champetier, terminaison spontanée.	Mort quatre heures après l'accouchement.	»	Bon.	Bon. 2.050 grammes. 3.045 grammes.	»
6	A. 734.	38 ans.	Primipare.	»	»	1 accès avant l'accouchement.	Forceps.	Suites de couches normales.	Régime lacté absolu; 3 lit. 1/2 par vingt-quatre heures. — Chloral.	Faible.	1.960 grammes.	Mort deux jours après la naissance.
7	A. 970.	23 ans.	Primipare.	»	7 mois.	6 accès avant l'accouchement dont 7 en ville.	Accouchement spontané.	Suites de couches normales.	Chloral. — Chloroforme. — Régime lacté.	Modéré.	1.310 grammes.	»
8	A. 858.	21 ans.	Primipare.	»	A terme.	3 accès avant l'accouchement.	Forceps.	39° de température au 1er jour, puis suites de couches normales.	Chloral. — Régime lacté absolu : 3 litres 1/2 par vingt-quatre heures.	Bon.	3.290 grammes.	Mort le 12e jour avec 16° de température.
							Éclamptiques		**(année 1898).**			
9	B. 9.	29 ans.	Multipare.	»	8 mois.	3 accès avant l'accouchement.	Accouchement spontané.	Mort, trois jours après son entrée, dans le coma.	Chloral. — Chloroforme. — Sérum artificiel, 900 grammes. — Régime lacté.	Faible.	1.720 grammes.	Mort quelques instants après la naissance.
10	B. 23.	23 ans.	II pare.	1 à 3 mois.	6 mois 1/2.	2 accès en ville.	Accouchement spontané.	Suites de couches normales.	Régime lacté et chloral.	Modéré.	990 grammes.	»
11	B. 96.	18 ans.	Primipare.	»	7 mois.	6 accès avant l'accouchement, dont 3 en ville.	Accouchement spontané.	Ictère, mort le lendemain de l'accouchement.	Régime lacté. — Chloral. — Chloroforme. — Sérum sous-cutané, 1.000 grammes.	Mort.	1.300 grammes.	»
12	B. 96.	?	II pare.	4 à terme, spontané.	8 mois.	3 accès en ville, 7 à l'hôpital.	Accouché en ville.	Suites de couches normales.	Régime lacté. — Chloroforme. — Chloral.	Bon.	2.750 grammes.	Bon.
13	B. 103.	22 ans.	Primipare.	»	6 mois 1/2.	2 accès avant l'accouchement.	Accouchement spontané.	Suites de couches normales.	Chloroforme. — Chloral. — Régime lacté absolu : 3 litres 1/2 par vingt-quatre heures.	Mort.	1.310 grammes.	»
14	B. 235.	26 ans.	II pare.	1 à 6 mois, spontané, enfant macéré.	7 mois.	14 accès dont 3 avant l'accouchement.	Accouchement spontané.	Élévation de température. — Partie en bon état.	Chloroforme. — Chloral. — Lavage de l'estomac avec 2 litres d'eau stérilisée. — Bains de 36° à 32°.	Faible.	1.290 grammes.	Mort le lendemain de sa naissance.

Éclampsie puerpérale.

Tableau n° 9 (Suite).

NUMÉRO d'ordre.	NUMÉRO au registre.	AGE de la femme.	PARITÉ.	ACCOUCHEMENTS antérieurs.	TERME de la grossesse.	NOMBRE D'ACCÈS.	OPÉRATION obstétricale. — ACCOUCHEMENT.	ÉTAT pour la mère.	TRAITEMENT.	ENFANT.		
										ÉTAT à la naissance.	POIDS.	ÉTAT à la sortie.
15	B. 368.	19 ans.	Primipare.	»	A terme.	4 accès.	Rupture prématurée des eaux cinq jours avant l'accouchement. Élévation de température, 39°,4. Forceps.	Suites de couches normales.	100 grammes de lait régulièrement toutes les heures.	Mort apparente, ranimé.	3.110 grammes.	Mort le même jour.
16	B. 377.	18 ans.	Primipare.	»	A terme.	4 accès en ville avant l'accouchement.	Accouchement spontané.	38° au 2me jour. Suites de couches normales.	Chloral. — 200 grammes de lait régulièrement toutes les heures. — Injection de bleu de méthylène.	Bon.	3.000 grammes.	Bon; 3.010 grammes.
17	B. 477.	»	II pare.	1 à 5 mois 1/2, enfant mort, éclampsie.	5 mois.	»	Accouchement spontané.	Suites de couches normales.	Saignée, 300 grammes. — Injection sous-cutanée de sérum artificiel, 500 grammes. — Lavage d'estomac avec 2.000 gr. d'eau stérilisée. — Chloroforme. 100 gr. de lait régulièrement toutes les heures.	Macéré.	950 grammes.	»
18	B. 503.	20 ans.	III pare.	2 à terme, spontané.	»	La malade eu 4 accès en ville; 3 accès à l'hôpital.	Accouchement spontané en ville. Élévation de température 39°.	Suites de couches normales.	Bains froids de 35° à 25° toutes les quatre heures. — Chloroforme. — Lavement avec 2 litres d'eau stérilisée. — 100 gr. de lait régulièrement toutes les heures.	Mort.	»	»
19	B. 518.	25 ans.	II pare.	1 à terme, spontané, enfant mort.	7 mois.	1 accès en ville et 23 à l'hôpital, dont 23 avant l'accouchement et 3 après.	Accouchement spontané.	Morte le lendemain de son entrée.	Chloroforme, 7 à 8 grammes en deux heures. — 100 grammes de lait régulièrement toutes les heures. — Lavage de l'estomac avec l'eau de Vichy.	Mort.	530 grammes.	»
20	B. 519.	19 ans.	Primipare.	»	»	2 accès en ville et 4 à l'hôpital.	Opération césarienne post-mortem 10 minutes après la mort.	Morte d'asphyxie au cours du septième accès.	150 grammes de lait régulièrement toutes les heures. — Saignée, 100 grammes. — Injections sous-cutanées d'éther. — Caféine.	Mort apparente, ranimé.	1.730 grammes.	Mort une heure quinze après sa naissance.
21	B. 709.	17 ans.	Primipare.	»	A terme.	10 accès après l'accouchement.	Suites de couches spontané.	Suites de couches normales.	Chloroforme. — Régime lacté absolu : 3 litres 1 5 par vingt-quatre heures. — Bains refroidis de 31° à 27°. — Saignée de 60 à 70 grammes.	Bon.	3.000 grammes.	Bon; 3.230 grammes.
22	B. 843.	20 ans.	Primipare.	»	A terme.	1 accès en ville avant l'accouchement, 1 accès l'hôpital après l'accouchement.	Forceps.	Suites de couches normales.	Chloroforme. — Régime lacté.	Bon.	3.000 grammes.	Parti en nourrice, 2.820 grammes.
23	B. 1099.	22 ans.	Primipare.	»	»	3 accès en ville.	Ballon. Champetier, version podalique manœuvres internes.	Morte dans le coma, deux jours après son entrée.	100 grammes d'eau régulièrement toutes les heures. — Bains froids à 29°, oxygéné. — Saignée de 200 grammes.	Mort. Macéré.	1.600 grammes.	»
24	B. 1251.	30 ans.	IX pare.	6 à terme, spontanés; 2 à 7 mois, spontané.	7 mois.	6 accès en ville pendant la grossesse, treize en ville avant l'accouchement et 6 à l'hôpital.	Accouchement spontané.	Suites de couches normales.	En ville : Sangsues au niveau de la région mastoïde et potion de chloral. A l'hôpital : Régime lacté absolu : 3 lit. 1/2 par vingt-quatre h.	Faible.	1.400 grammes.	Bon; 1.550 grammes.
25	B. 1376.	24 ans.	II pare.	1 à 7 mois, spontané; enfant mort-né.	A terme.	4 accès en ville après la délivrance et 2 à l'hôpital.	Accouchement spontané en ville.	39°, de température le 4me jour, puis suites de couches normales.	100 grammes de lait régulièrement toutes les heures.	Bon.	3.200 grammes.	Bon; 3.150 grammes.

Éclampsie puerpérale.

Tableau n° 9 (suite).

NUMÉRO d'ordre.	NUMÉRO du registre.	AGE de la femme.	PARITÉ.	ACCOUCHEMENTS antérieurs.	TERME de la grossesse.	ACCÈS : début, etc.	OPÉRATIONS obstétricales ou accouchement.	DURÉE pendant la mère.	TRAITEMENT.	ÉTAT à la naissance.	POIDS.	ÉTAT à la sortie.

Éclampsie (année 1899).

26	C. 18	27 ans.	II pare.	1 à terme, spontané.	7 mois.	13 accès en ville et après l'accouchement.	Accouchement spontané.	Suites de couches normales.	150 grammes de lait régulièrement toutes les heures, durant trente-six heures, puis après régime lacté absolu, 3 hl. 1 2 en vingt-quatre heures.	Macéré.	1.200 grammes.	»
27	C. 34.	30 ans.	Multipare.	»	8 mois.	8 accès avant l'accouchement.	Accouchement spontané.	Morte le lendemain de son entrée dans le service.	Chloral en ville, 150 grammes de lait régulièrement toutes les heures, pendant vingt et une heures, puis 150 grammes d'eau durant huit heures.	Bon.	2.310 grammes.	Non ; poids 2.190 grammes.
28	C. 37.	18 ans.	Primipare.	»	»	3 accès avant son entrée à l'hôpital.	Forceps en ville.	Morte le jour même de son entrée dans le service.	Saignée de 250 grammes. Oxygène. Injection intra-veineuse de 500 grammes de sérum ; 150 grammes d'eau d'Évian, régulièrement toutes les heures.	»	»	»
29	C. 197.	22 ans.	Primipare.	»	7 mois 1/2.	2 en ville.	Accouchement spontané.	Suites de couches normales.	150 grammes d'eau d'Évian régulièrement toutes les heures, pendant vingt-quatre heures, puis régime lacté absolu, 3 hl. 1 2 par vingt-quatre heures.	Macéré.	1.450 grammes.	»
30	C. 387.	29 ans.	VI pare.	5 à terme, tous spontanés.	8 mois 1/2.	23 accès après l'accouchement.	Accouchement spontané.	Suites de couches normales.	200 grammes d'eau d'Évian régulièrement toutes les heures, puis régime lacté jusqu'à son départ.	Bon.	2.750 grammes.	Bon. 2.450 grammes à la sortie.
31	C. 400.	30 ans.	Primipare.	»	6 mois.	25 accès, dont 12 en ville.	Accouchement spontané, opération entrée dans le service.	Morte très jours après son entrée dans le service.	Saignée de 300 grammes. — 200 grammes d'eau d'Évian régulièrement toutes les heures, bains froids à 22.	Macéré.	850 grammes.	»
32	C. 551.	23 ans.	Primipare.	»	8 mois.	6 accès après l'accouchement.	Accouchement spontané en ville.	Morte très jours après son entrée dans le service.	Saignée de 300 grammes. — 150 grammes d'eau d'Évian régulièrement toutes les heures.	Bon.	1.800 grammes.	1.875 grammes.
33	C. 703.	31 ans.	III pare.	2 à terme, spontanés.	À terme.	2 accès après l'accouchement, en ville.	Accouchement spontané.	Suites de couches normales.	Chloral en ville, 200 grammes d'eau d'Évian, régulièrement toutes les heures, pendant vingt heures, puis régime lacté.	Bon.	2.750 grammes.	2.900 grammes.
34	C. 714.	31 ans.	Primipare.	»	8 mois.	7 accès en ville, et 11 après l'accouchement, à l'hôpital.	Accouchement spontané.	Suites de couches normales.	200 grammes d'eau d'Évian, durant quatre jours, régulièrement toutes les heures, puis régime lacté.	Macéré.	2.450 grammes.	»
35	C. 733.	17 ans.	Primipare.	»	8 mois 1/2.	20 accès après l'accouchement.	Accouchement spontané.	Suites de couches normales.	Saignée 300 grammes. 250 grammes d'eau d'Évian, rigoureusement toutes les heures pendant trente-six heures, puis régime lacté.	Faible.	2.390 grammes.	Mort quelques heures après.
36	C. 783.	24 ans.	II pare.	1 à terme, spontané.	9 mois 1/2.	2 accès avant l'accouchement et 1 après.	Accouchement spontané.	Morte le lendemain de son entrée dans le service.	Saignée de 250 grammes. 200 grammes d'eau d'Évian, régulièrement toutes les heures.	Macéré.	1.050 grammes.	»
37	C. 861.	25 ans.	III pare.	1 à 6 mois; 1 à 3 mois 1/2.	7 mois.	»	Accouchement spontané.	Morte le lendemain de son entrée dans le service.	200 grammes d'eau d'Évian régulièrement toutes les heures.	Mort-né.	1.000 grammes.	»

NUMÉRO d'ordre	NUMÉRO de registre	AGE de la femme	PARITÉ	ACCOUCHEMENTS antérieurs	TERME de la grossesse	NOMBRE D'ACCÈS	OPÉRATIONS fin du travail, ACCOUCHEMENT	SIÈGE pour le sort	TRAITEMENT	ENFANT Poids	ÉTAT à l'entrée	ÉTAT à la sortie
38	C. 868	35 ans	Primipare	»	»	1 accès	Mort sans être accouchée.	»	300 grammes d'eau d'Évian régulièrement toutes les heures.	»	»	»
39	C. 1104	24 ans	Primipare	»	8 mois	»	Accouchement spontané.	Suites de couches normales.	150 grammes de lait régulièrement toutes les heures.	Faible.	1.850 grammes.	Bon. 1.950 grammes.
40	C. 1141	24 ans	Primipare	»	A terme	»	Accouché spontanément en ville.	Suites de couches normales.	300 grammes d'eau d'Évian régulièrement toutes les heures, pendant quatre jours, puis régime lacté.	Bon.	2.470 grammes.	Bon. 2.900 grammes.
41	C. 1231	22 ans	Primipare	»	8 mois	17 accès avant l'accouchement.	Accouchement spontané.	Suites de couches normales.	300 grammes d'eau d'Évian, régulièrement toutes les heures pendant quatre jours, puis régime lacté.	Mort.	2.330 grammes.	»
42	C. 1211	»	III pare	2 à terme	»	35 accès	Morte sans être accouchée.	»	300 grammes d'eau d'Évian régulièrement toutes les heures. — Saignée. — Sérum intraveineux.	»	»	»
43	C. 1370	43 ans	VI pare	5 à terme, spontanés	»	» accès en ville, » avant l'accouchement et » après.	Accouchement spontané et délivrance en ville.	Suites de couches normales.	300 grammes d'eau d'Évian régulièrement toutes les heures. — À partir du 3e jour, régime lacté. Saignée de 100 gr.	Enfant mort.	»	»
44	C. 1450	23 ans	Primipare	»	7 mois 1/2	47 accès	Accouchée et délivrée en ville.	Suites de couches: lochies fétides. Élévation de température. Manie. — Partie en bon état.	300 grammes d'eau d'Évian régulièrement toutes les heures. — À partir du 3e jour, régime lacté.	Mort.	»	»
45	C. 1570	29 ans	II pare	1 à terme, spontané	A terme	» accès en ville et ? à l'hôpital.	Morte dans le coma le jour même de son entrée dans le service.	»	300 grammes d'eau d'Évian régulièrement toutes les heures. — Saignée de 250 grammes. En ville saignée de 250 gr. — Chloroforme. — Sérum sous-cutané, 300 gr. — Chloral.	Bon.	2.900 grammes.	Bon. 2.950 grammes.

6. — Rupture utérine.

Nous avons observé trois cas de rupture utérine. Dans un seul cas, où la rupture ne portait pas sur le péritoine, la malade a guéri.

A. 247. — Mme B..., âgée de cinquante ans est une secondipare; son premier accouchement s'est terminé à terme et spontanément. Depuis le septième mois de la grossesse actuelle, la malade ressent des douleurs assez vives dans la région hypogastrique.

Le 5 juillet, la grossesse étant à terme, la malade est prise brusquement, sans cause apparente, sans effort, ni hémat, ni secousse traumatique immédiate ou antérieure, d'une douleur syncopale à point de départ abdominal. Une légère hémorragie utérine se produisit et dura dix minutes.

Le 19 juillet à 10 heures du matin, la malade est amenée à l'hôpital. Température 39°, faciès grippé, abdomen si volumineux. Pouls transversal; les bruits du cœur sont sont perceptibles, mais faibles.

A 6 heures 30 du soir, l'état s'aggrave, le météorisme augmente; on délimite très nettement la tête fœtale dans le fond flanc droit; elle y est très superficiellement placée palpable, à travers la paroi abdominale, les sutures et les fontanelles peuvent être senties.

Le toucher combiné au palper permet de diagnostiquer une rupture utérine, et on fait l'opération de Porro. L'intervention ne parvient pas à enrayer les progrès de l'infection générale, trois jours après, la malade s'éteint dans le coma. Rupture du corps utérin. (Soc. anat., Paris, février 1896.)

A. 119. — Mme X..., a déjà eu quatre accouchements spontanés à terme et une fausse couche de trois mois. Elle est enceinte actuellement de cinq mois et trois semaines. On provoque l'avortement, à cause de hémorragies abondantes un l'on a un traitement infructueux (bougies de Hégar, petit, puis gros ballon de Champetier). La provocation de l'avortement, qui dure vingt-trois heures, se termine par la naissance d'un enfant pesant 1050 grammes et qui meurt deux heures après. La malade meurt de rupture utérine huit heures après sa délivrance et après la laparotomie.

B. 168. — Mme B... est une primipare âgée de vingt et un ans. Elle entre dans le service le 5 juin, la dilatation du col étant presque complète et les membranes rompues. L'enfant se présente sur l'épaule en 3, 1, 6; le bras droit fait procidence, et le cordon, qui ne présente aucun battement, fait procidence à la vulve. Faisons inutilement plusieurs tentatives sont faites; l'évolution spontanée ayant une tendance à se réaliser, on essaie de pratiquer l'accouchement, mais une légère hémorragie se produisant au cours de ses manœuvres et l'enfant étant mort, on surseoit avec les rivalités du thorax la colonne vertébrale; on extrait le tronc, puis la tête, et on pratique la délivrance. Après l'expulsion du placenta, la main, introduite dans l'utérus, perçoit tout entier dans un très large sillon, qui donne issue dans une vaste cavité anormale de validité et au fond de laquelle on peut percevoir des anses intestinales. On fait immédiatement la laparotomie; on constate une rupture incomplète de l'utérus avec un décollement du péritoine qui s'étend jusqu'au fond, la mutilité de la gaze huilé serait jusqu'au niveau du trou, un tamponne ésotérétique cette cavité après l'opération; lorsque le tampon arrive à la plaie utérine, on en laisse pendre le chef dans le vagin. Un tamponne analogue est fait dans le corps utérin et le vagin. Les suites ont été régulières; la malade a quitté le service dix-sept jours après l'opération; revue trois mois plus tard, le col de l'utérus était ouvert à droite, le corps de l'utérus était mobile.

Rétrécissements du bassin.   Tableau n° 10.

NUMÉRO d'ordre	NUMÉRO du registre	ÂGE	PARITÉ	ACCOUCHEMENTS antérieurs	BASSIN Diam. P.S.P.	PRÉSENTATION et position	PARTICULARITÉS du travail	INDICATIONS et opérations	DÉLIVRANCE	ENFANT Poids	ÉTAT à la naissance	Ce qu'il est devenu	MÈRE ÉTAT après délivrance	SUITES de couch.
1	A. 1.	32 ans	Primipare	»	10mm,3	Sommet en O. T., à la partie supérieure de l'excavation	Rupture prématurée des membranes. — Procidence du cordon	1897 Forceps en diff. Bradycardie	Naturelle	3.100 grammes. Moins la masse cérébrale	Mort	»	Assez bon	Frissons. Élévation de la température
2	A. 11.	21 ans	Primipare	»	10mm,2	Sommet engagé en O. A.	Albuminurique. — Accouchement spontané	»	Naturelle	3.340 grammes	Bon	Bon. 3.305 grammes	Bon	38° le 4e jour.
3	A. 110.	29 ans	Primipare	»	Généralement rétréci. 10mm,5	O. I. D. T.	Accouchement spontané, 8 mois 1/2	»	Naturelle	3.330 grammes	Bon	Bon. 2.090 grammes	38°,4	Normales.
4	A. 121.	23 ans	Primipare	»	10mm,5	Sommet engagé en O. A.	Accouchement spontané, 7 mois	»	Naturelle	1.890 grammes	Bon	Mort le lendemain cyanose	Bon	Normales.
5	A. 122.	19 ans	Primipare	»	10mm,4	Sommet au détroit supérieur en D. T.	Accouchement spontané, à terme	»	Naturelle	2.990 grammes	Bon	Bon	Bon	Normales.
6	A. 127.	18 ans	Primipare	»	10mm,2	Sommet élevé en G. A.	La tête ne s'engage pas. — Accouchement provoqué, 8 mois 1/2	Ballon Tarnier. Braun. Champetier. Version par manœuvres internes. Forceps.	Artificielle	2.530 grammes	Bon	Bon. 2.660 grammes	Bon	Normales.
7	A. 133.	20 ans	Primipare	»	Bi-crête: 26mm,2; Bi-épineuse: 25 cm. Bi-ischiatique: 2 cm. Diamètre P.S.P. 11 cm. Diamètre de Baudelocque: 17mm,7. Triangle de Michaëlis régulier.	Sommet non engagé en G. T.	La rotation ne se fait pas à terme	»	Naturelle. hémorragie chloridienne.	3.230 grammes	Bon	Bon. 3.400 grammes	Bon	Pendant plusieurs jours la température reste à 38°.
8	A. 160.	17 ans	Primipare	»	10mm,8	Sommet engagé en G. T.	Accouchement spontané, à terme	»	Naturelle	2.850 grammes	Bon	Bon. 2.640 grammes	Bon	Normales.
9	A. 160.	30 ans	IV pare.	3 accouchements spontanés, à terme.	9mm,7	Sommet engagé en G. A.	Accouchement spontané, à terme	»	Naturelle	3.400 grammes	Bon	Bon. 3.770 grammes	Bon	Normales.
10	A. 177.	20 ans	II pare.	1 à terme, spontané.	11 cm.	Sommet engagé en G. T.	Accouchement spontané, à 8 mois	»	Naturelle	2.580 grammes	Bon	Bon. 2.580 grammes	Bon	Normales.
11	A. 260.	16 ans	Primipare	Luxation congénitale de la hanche droite.	Bassin fortement atypial du côté gauche, excavé de côté droit. 10mm,3.	Sommet en O. I. G. T.	Accouchement provoqué, à terme. Lenteur du travail.	Ballon Tarnier et Champetier.	Artificielle	3.290 grammes	Bon; présente une dépression pariétale à la suture fronto-pariétale à 3 cent. carrées au-dessous de l'oreille gauche.	Parti en bon état. 3.090 grammes.	Bon	L'élévation de température. Escharres vulvaires. Partie non guérie.
12	A. 228.	19 ans	Primipare	»	10mm,8	Tête élevée et peu fléchie en O. I. D. T.	Rupture prématurée des membranes, liquide fétide. Accouchement spontané, à terme	»	Naturelle	3.530 grammes	Bon	Bon. 2.370 grammes	38°,1	Normales.
13	A. 235.	27 ans	II pare.	1 accouchement spontané, à terme.	10mm,8	Sommet élevé en G. T.	Accouchement spontané, à terme	»	Naturelle	3.400 grammes	Bon	Bon. 3.600 grammes	Bon	Normales.
14	A. 251.	23 ans	II pare.	1 à 7 mois, enfant vivant.	10mm,8	Sommet mobile en G. A.	Hydramnios. — Accouchement spontané, à terme	»	Naturelle	3.150 grammes	Bon	Bon. 3.575 grammes	Bon	Normales.

NUMÉRO d'ordre.	NUMÉRO du registre.	AGE.	PARITÉ.	ACCOUCHEMENTS antérieurs.	BASSIN. Diam. D.S.P.	PRÉSENTATION et position.	PARTICULARITÉS du travail.	DÉLIVRANCE mécanique.	DÉLIVRANCE.	ENFANT. POIDS.	ENFANT. ÉTAT à la naissance.	Ce qu'il est devenu.	MÈRE. ÉTAT après accouchement.	MÈRE. SUITES de couches.
15	A. 294.	26 ans 1/2.	II pare.	1 à 7 mois, enfant vivant.	10mm,2	Sommet mobile en D.	Accouchement spontané, à terme.		Naturelle.	3.200 grammes.	Bon.	Bon. 3.375 grammes.	Bon.	Normales.
16	A. 253.	29 ans.	IV pare.	3 à terme, forceps.	11 cm.	Sommet élevé en D.P.	Accouchement spontané, à terme.		Naturelle.	3.850 grammes.	Bon.	Bon. 2.855 grammes.	Bon.	Normales.
17	A. 208.	25 ans.	III pare.	1re Opération césarienne en 1894. Enfant vivant. 2e Opération césarienne en 1896. Enfant vivant.	Rachitique pseudo-ostéomalacique.		Opération césarienne avant le travail.		Artificielle.	3.000 grammes.	Bon.	Bon.	Bon.	Normales.
18	A. 281.	30 ans.	III pare.	2 à terme, spontanées.	11 cm. bi-crête:22m.	Sommet engagé en G.T.	Accouchement spontané, à terme.		Naturelle.	2.090 grammes.	Né difficilement après frictions.	Bon. 3.160 grammes.	Bon.	Normales.
19	A. 317.	26 ans.	VI pare.	5 à terme, spontanées.	11 cm.	Sommet fixé au détroit supérieur en O.T.	Accouchement spontané, à terme		Naturelle.	3.310 grammes.	Bon.	Bon. 3.420 grammes.	Bon.	Normales.
20	A. 351.	26 ans 1/2.	Primipare.	»	10mm,8.	Sommet élevé en G.T.	Accouchement pratiqué à peu près à terme. — Très facile.	Boite Tarnier.	Naturelle.	2.350 grammes.	Bon.	Bon. 3.120 grammes.	Bon.	Normales.
21	A. 354.	21 ans.	VI pare.	5 à terme, spontanées.	»	Sommet qui s'engage en G.A.	Accouchement spontané, à terme.		Naturelle.	3.380 grammes.	Bon.	Bon. 3.780 grammes.	Hémorragie trois heures après la délivrance.	Diarrhée profuse et élévation de température. Normales.
22	A. 339.	19 ans.	Primipare.	»	11 cm.	O.I.G.T.	Accouchement spontané, 3 à mois tournissime.		Naturelle.	2.300 grammes.	Bon.	Bon. 2.900 grammes.	Bon.	Normales.
23	A. 361.	34 ans.	VI pare.	5 à terme, spontanées.	10mm,6. Promontoire bas.	Sommet élevé en D.P.	Accouchement spontané, à terme.		Naturelle.	3.050 grammes.	Bon.	Bon. 3.740 grammes.	Bon.	Normales.
24	A. 300.	18 ans.	Primipare.	»	11 cm.	Épaule gauche en A.I.G.	Procidence du cordon. Double du cou sourds; membranes rompues depuis 8 heures.	Boite Champetier pour pratiquer l'accouchement. — Version par manœuvres internes.	Naturelle.	2.670 grammes.	Mort.		38°,5.	Normales.
25	A. 291.	26 ans 1/2.	II pare.	1 prématuré, à 7 mois.	11 cm.	Sommet mobile en D.	Accouchement spontané, à terme.		Naturelle.	3.200 grammes.	Bon.	Bon. 3.575 grammes.	Bon.	Normales.
26	A. 392.	24 ans.	II pare.	1 spontané, à terme.	10mm,8	Sommet dans la partie supérieure de l'excavation en D.T.	Procidence du cordon. — Accouchement spontané, à terme.		Naturelle.	3.358 grammes.	Mort pendant le travail avant son entrée dans le service.		Bon.	Normales.
27	A. 456.	27 ans.	Primipare.	»	10mm,4	Sommet élevé en G.T.	Asynclitisme postérieur. — Accouchement spontané, à terme. — Durée 3 travail : 10 heures 10 minutes. — Durée des manœuvres, 33 heures avant l'accouchement.		Naturelle.	3.120 grammes.	Né vivant, mort après quelques instants. — A étouffé à gauche et à gauche ce qu'au niveau 2.015 grammes. de la ligne qui réunit le plexus au bregma, les ecchymoses linéaires; à cauche, les taches ecchymotiques résultant de la compression du pariétal gauche contre le promontoire, sont plus accentuées et présentent 2 points et céphalo-hémat.		Frisson: 38°2.	Lochies fétides. Élévation de température. 40°6. Suivi en bon état, 23 jours après l'accouchement.

NUMÉRO d'index	NUMÉRO de registre	AGE	PARITÉ	ACCOUCHEMENTS antérieurs	BASSIN. Diam. C, S, P.	PRÉSENTATION et position	PARTICULARITÉS du travail	OPÉRATIONS obstétricales	DÉLIVRANCE	ENFANT poids	ENFANT état à la naissance	ENFANT ce qu'il est devenu	MÈRE état après délivrance	MÈRE suites de couches
28	A. 478	21 ans.	Primipare.	"	10mm,5	Siège complet engagé en G. P.	Accouchement spontané, à 8 mois. — Léger suintement de sang pendant le travail.	"	Naturelle.	2.640 grammes.	Né décoloré, ranimé à l'aide de frictions.	Bon. 3.120 grammes.	Bon.	Normales.
29	A. 483	27 ans.	III pare.	2 accouchements spontanés, à terme.	10mm,4	Sommet en O. I. D. T.	Tentative d'application de forceps.	Symphyséotomie puis forceps.	Artificielle.	3.300 grammes.	Mort apparente. Ranimé; circonvolution du pariétal droit, rentrée de pariétal gauche.	Bon. 2.750 grammes.	Bon.	Cystocèle, 37x8 au 7me jour.
30	A. 485	23 ans.	II pare.	1 accouchement spontané à terme.	11 cm.	Sommet engagé en G. A.	Accouchement spontané, à huit mois.	"	Naturelle.	2.410 grammes.	Bon.	Bon. 2.410 grammes.	Bon.	Normales.
31	A. 489	30 ans.	IV pare.	3 spontanés à terme.	10mm,8	Sommet engagé en G. A.	Accouchement spontané, à terme.	"	Naturelle.	2.270 grammes.	Bon.	Bon. 3.000 grammes.	Bon.	Normales.
32	A. 491	26 ans.	II pare.	1 forceps.	10mm,8	Sommet engagé en G. A.	Accouchement spontané, à terme.	"	Naturelle.	3.290 grammes.	Bon.	Bon. 3.290 grammes.	Bon.	Normales.
33	A. 492	30 ans.	VI pare.	4 à terme, spontanés; 1 à huit mois.	11 cm.	Sommet qui s'engage en D. T.	Accouchement spontané, à terme.	"	Naturelle.	3.570 grammes.	Né décoloré, ranimé par des frictions.	Bon. 3.720 grammes.	Bon.	Infection légère, 38°,2.
34	A. 495	27 ans.	IV pare.	2 accouch. spontanés, à terme. 1 accouchement artificiel. — Forceps, à terme.	11 cm.	Sommet engagé en D. P.	Accouchement spontané, à terme.	Bec de lièvre compliqué avec division incomplète de la voûte palatine.	"	Naturelle.	3.600 grammes.	Bon.	Bon. 3.775 grammes.	Bon.	Normales.
35	A. 497	25 ans.	II pare.	1 accouchement spontané à terme.	10mm,8	Sommet engagé en G. A.	Accouchement spontané, à terme.	"	Naturelle.	2.910 grammes.	Bon.	Bon. 2.955 grammes.	Bon.	Élévation de température. Tuberculose.
36	A. 520	31 ans.	II pare.	1 accouchement spontané, à terme.	10mm,8	Sommet élevé en G. T.	Léger suintement postérieur. — Accouchement spontané, à terme.	"	Naturelle.	2.960 grammes.	Bon.	Bon. 3.085 grammes.	Bon.	Normales.
37	A. 531	32 ans.	I pare.	1 à terme, forceps.	10mm,5	Sommet non engagé en D. P.	Accouchement spontané, à terme.	"	Naturelle.	2.610 grammes.	Bon.	Bon. 2.705 grammes.	Bon.	Normales.
38	A. 554	28 ans.	IV pare.	3 accouchements antérieurs, à terme, engagés spontanément.	11 cm.	Sommet peu fléchi, engagé en G. A.	Accouchement spontané, à terme.	"	Naturelle.	2.890 grammes.	Bon.	Bon. 3.870 grammes.	Bon.	Normales.
39	A. 561	30 ans.	III pare.	2 accouchements spontanés, à terme.	10mm,8	Sommet engagé en G. T.	Accouchement spontané, à terme.	"	Naturelle.	3.600 grammes.	Bon.	Bon. 3.600 grammes.	Bon.	Normales.
40	A. 568	24 ans.	I pare.	1 accouchement antérieur, spontané, siège.	10mm,8	Sommet en G. P.	Accouchement spontané, à terme.	"	Naturelle.	3.000 grammes.	Bon.	Bon. 3.010 grammes.	Bon.	Élévation de température le 2e jour, crise d'hystérie.
41	A. 552	31 ans.	III pare.	2 accouchements antérieurs spontanés, à terme.	11 cm.	Sommet non engagé en D. A.	Accouchement spontané, à terme.	"	Naturelle.	3.030 grammes.	Bon.	Bon. 3.130 grammes.	Bon.	Normales.
42	A. 584	?	I pare.	1 accouchement spontané, à terme.	Luxation congénitale de la hanche droite.	Sommet en D. I. G. A.	Accouchement spontané.	"	Naturelle.	3.100 grammes.	Bon.	Bon.	Bon.	Normales.

Rétrécissement du bassin.

NUMÉRO d'ordre.	NUMÉRO du registre.	AGE.	PARITÉ.	ACCOUCHEMENTS antérieurs.	BASSIN. Diam. P. S. P.	PRÉSENTATION et position.	PARTICULARITÉS du travail.	OPÉRATIONS obstétricales.	DÉLIVRANCE.	ENFANT. Poids.	ÉTAT à la naissance.	Ce qu'il est devenu.	MÈRE. État après délivrance.	Suites de couches.
43	A. 557.	26 ans.	V pare.	1° Un accouchement provoqué à huit mois; forceps; enfant mort après huit heures. — 2° ment rétréci. Accouchement provoqué, à terme; forceps, enfant mort. — 3° Avortement. — 4° Symphyséotomie. Version. Enfant vivant.	9 m.2. Bassin rachitique, généralement rétréci.	Sommet en O. I. G. T. Dilatation à l'aide bulion de Champetier.	Sophyséotomie.	Artificielle.	3.670 grammes.	Bon. 4.100 grammes.	Bon.	Normales.
44	A. 562.	22 ans.	Primipare.	»	11 cm. Généralement rétréci.	Sommet élevé en D. T.	Accouchement provoqué à 7 mois 1/2.	»	Naturelle.	1.810 grammes.	Bon. 1.900 grammes.	Bon.	Normales.
45	A. 563.	26 ans.	III pare.	1 accouchement terminé par une symphyséotomie. 1 à terme, spontané.	10 cm.	Sommet élevé en O. T.	Asynclitisme postérieur très prononcé. — Accouchement spontané à terme.	»	Naturelle.	2.990 grammes.	Bon. 3.165 grammes.	Bon.	Normales.
46	A. 583.	23 ans.	III pare.	2 accouchements antérieurs spontanés, à terme.	10 m.6	Sommet élevé en G. T.	Accouchement spontané, à terme.	»	Naturelle.	3.400 grammes.	Bon. 3.600 grammes.	Bon.	Normales.
47	A. 591.	35 ans.	IV pare.	3 accouch. spontanés, à terme. 1 application du forceps, à terme.	11 cm.	Sommet en G. T.	Accouchement prolongé, 3 mois 1/2.	»	Naturelle.	2.100 grammes.	Bon. 2.750 grammes.	Bon.	Normales.
48	A. 593.	31 ans.	III pare.	1 accouchement antérieur, à terme, forceps, 1 fausse couche de 3 mois.	14 cm.	Sommet en G. A.	Accouchement prolongé, 8 mois 1/2.	Bilan l'armier, mortiné.	Naturelle.	2.900 grammes.	Bon. Parti en nourrice.	Bon.	Normales.
49	A. 598.	26 ans.	II pare.	1 accouchement, forceps. — Enfant mort à 6 mois.	9 m.5. Bassin rachitique, aplati d'avant en arrière. Faux promontoire.	»	Colora d'asyplétio.vo du début du travail.	Opération césarienne.	Artificielle.	3.600 grammes.	Vivant.	Bon. 3.150 grammes.	Pas de crises d'asystolie.	Phlegmatia alba dolens, quarante jours après l'opération. Guérison rapide.
50	A. 608.	26 ans.	III pare.	1 accouchement spontané à 8 mois 1/2. 1 accouchement à terme, forceps.	10 m.8	Siège mode des fesses non engagé en D. A.	Lenteur de la période d'expulsion. — Abaissement et pied antérieur, complétement spontané, à terme.	Abaissement du pied antérieur pour hâter la période d'expulsion.	Naturelle.	4.600 grammes.	Bon. 4.600 grammes.	Bon.	Normales.
51	A. 612.	42 ans.	VII pare.	6 accouchements spontanés, à terme.	10 m.8	Sommet en G. T.	Accouchement spontané, à terme.	»	Naturelle.	3.800 grammes.	Bon. 3.750 grammes.	Bon.	Normales.
52	A. 613.	33 ans.	VI pare.	4 spontanés, à terme, fausse couche de 4 mois 1/2. l'avant couche de 6 semaines.	10 m.4	Sommet engagé en G. A.	Accouchement spontané, à terme.	»	Naturelle.	2.750 grammes.	Cri difficilement. Frictions insufflations.	Bon quarante minutes après sa naissance.	Bon.	Normales.
53	A. 615.	28 ans.	II pare.	1 accouchement spontané, à terme.	10 m.8	Sommet élevé en G. T.	Accouchement spontané, à terme.	»	Naturelle.	3.630 grammes.	Bon. 3.470 grammes.	Bon.	Normales.
54	A. 666.	33 ans.	VII pare.	2 accouchements spontanés, à terme. — 3 accouchements prématurés, 6, 7 et 8 mois. 1 avortement de 3 mois.	11 cm.	Sommet engagé en D. T.	Accouchement spontané, à terme.	»	Naturelle.	2.770 grammes.	2.600 grammes.	Bon.	Normales.

Rétrécissements du bassin.

Tableau n° 10 (Suite).

NUMÉRO d'ordre.	NUMÉRO de registre.	AGE.	PARITÉ.	ACCOUCHEMENTS antérieurs.	BASSIN. Diam. P. R. T.	PRÉSENTATION et position.	PARTICULARITÉS du travail.	OPÉRATION obstétricale.	DÉLIVRANCE.	ENFANT poids.	ÉTAT à la naissance.	Ce qu'il est devenu.	MÈRE ÉTAT après délivrance.	SUITES de couches.
55	A. 671.	42 ans.	XII pare.	4 accouchements spontanés, à terme. — 2 à terme, applications de forceps. 1 accouchement spontané, à 8 mois.	On atteint la face antérieure du sacrum, la première gaîne sacrée 11ᵐᵐ,5.	Sommet dia-vé en G.	Rupture prématurée des membranes, accouchement à terme.	Ballon Champetier pour hâter la dilatation, version, mouvements intéres.	Naturelle.	2.400 grammes.	Né étonné, frictions, bouillons.	Mort trois heures après la naissance, cyanose.	Hémorragie secondaire, très son, 20°.	Normales.
56	A. 670.	25 ans.	II pare.	1 accouchement prématuré, à 7 mois.	10ᵐᵐ,5	Sommet engagé en G. A.	Accouchement spontané, à 7 mois.	»	Naturelle.	1.180 grammes.	Macéré.	»	Prodromes d'éclampsie.	Normales.
57	A. 661.	26 ans.	III pare.	2 accouchements antérieurs, spontanés, à terme.	11 cm.	Sommet qui s'engage en D. T.	Léger asynclitisme postérieur, deux chevaux apparus, à terme.	»	Naturelle.	3.060 grammes.	Bon.	Bon. 2.875 grammes.	Bon.	Normales.
58	A. 696.	31 ans.	VI pare.	5 accouchements antérieurs, spontanés, à terme.	10ᵐᵐ,8	Sommet au détroit supérieur en G. A.	Accouchement spontané, à terme.	»	Naturelle.	2.930 grammes.	Bon.	Bon. 2.875 grammes.	Bon.	Normales.
59	A. 704.	30 ans.	III pare.	2 accouchements antérieurs, spontanés, prématurés, 8 mois 1/2 et 8 mois.	10ᵐᵐ,7	Sommet engagé en G. A.	Accouchement spontané, à 8 mois 1/2.	»	Naturelle.	3.310 grammes.	Bon. Présente au niveau de l'angle postéro-inférieur du pariétal gauche, une dépression correspondante au promontoire.	Bon. 3.175 grammes.	Bon.	Normales.
60	A. 720.	24 ans.	VII pare.	1° 1891. Embryotomie. — 2° 1892, accouchement provoqué à 8 mois, enfant vivant. — 3° 1893, accouchement provoqué à 7 mois, enfant vivant. — 4° 1894, à terme; symphyséotomie; enfant vivant. — 5° Avortement de 4 mois. — 6° 1895, à terme; symphyséotomie; enfant vivant.	9ᵐᵐ. Bassin rachitique généralement rétréci.	Sommet en O. I. G. A.	Dilatation complète. Bruits du cœur faibles, lents.	Symphyséotomie.	Artificielle.	3.370 grammes.	Bon.	Bon. 3.925 grammes.	Bon.	Normales.
61	A. 734.	21 ans.	Primipare.	»	11 cm.	Sommet engagé en O. P.	Accouchement spontané, à terme.	»	Naturelle.	3.080 grammes.	Bon.	Bon. 2.800 grammes.	Bon.	Normales.
62	A. 734.	28 ans.	Primipare.	»	Rétréci au détroit inférieur. Promontoire une accessible. Épines sciatiques saillantes. Bassin cyphotique.	Sommet en O. I. G. A.	Accouchement à terme de sept mois et demi. — Un accès d'éclampsie; figure teinté de mélaïase.	Forceps.	Naturelle.	3.080 grammes.	Faible.	Cyanose. Mort le troisième jour.	Bon.	Normales.
63	A. 736.	25 ans.	V pare.	4 accouchements spontanés, à terme.	11ᵐᵐ,5	Sommet au-dessus du détroit supérieur en G. T.	Accouchement spontané, à terme.	»	Naturelle.	3.920 grammes.	Bon.	Bon. 3.890 grammes.	Bon.	Normales.

Rétrécissements du bassin.

NUMÉRO d'ordre.	NUMÉRO du registre.	AGE.	PARITÉ.	ACCOUCHEMENTS antérieurs.	BASSIN. Diam. B. S. P.	PRÉSENTATION et position.	PARTICULARITÉS du travail.	OPÉRATIONS obstétric.	DÉLIVRANCE.	ENFANT POIDS.	ENFANT ÉTAT à la naissance.	ENFANT Ce qu'il est devenu.	MÈRE ÉTAT après délivrance.	MÈRE SUITES de couches.
64	A. 714.	27 ans.	III pare.	1 accouchement à terme, forceps. — 1 fausse couche de 3 mois.	11 cm.	Sommet engagé en O. A.	Accouchement spontané, à terme.	»	Naturelle.	2.330 grammes.	Bon.	Bon. 3.250 grammes.	Bon.	Élévation de la température au 9e jour.
65	A. 750.	32 ans.	III pare.	2 accouchements spontanés, à terme.	Épine sciatique saillante à gauche. Angle accessible. Scoliose.	Sommet en O. I. D. T.	Accouchement spontané, à terme.	»	Naturelle.	3.320 grammes.	Bon.	Bon. 3.360 grammes.	Bon.	Normales.
66	A. 785.	22 ans.	II pare.	Avortement de 5 mois 1/2.	10m,5	Sommet amené au détroit supérieur en D. Tr.	Asynclitisme postérieur. — Accouchement spontané, à terme.	»	Naturelle.	2.486 grammes.	Bon.	Bon. 2.486 grammes.	Bon.	Normales.
67	A. 788.	23 ans.	Primipare.		11 cm.	Sommet en O. I. D. A.	Asynclitisme postérieur. — Accouchement spontané, à terme.	»	Naturelle.	2.970 grammes.	Bon.	Bon. Petit en nourrice.	Bon.	Normales.
68	A. 802.	38 ans.	XII pare.	8 accouchements spontanés, à terme. 3 forceps à terme.	9m,5	Sommet au-dessus du détroit supérieur en G. Tr.	Asynclitisme postérieur très prononcé. — Hydramnios. — Issue des bras du cordon à terme.	Version de forceps au crâne. Application de forceps.	Naturelle.	3.150 grammes.	Né tionné, ranimé à l'aide de frictions, présente un aplatissement considérable du côté gauche de la tête. Cheveux absents considérable du pariétal droit sur le gauche.	Bon. 3.290 grammes.	Bon.	Normales.
69	A. 813.	28 ans.	IV pare.	1 accouchement spontané à terme. 1 prématuré à 8 mois, siège. 1 prématuré à 8 mois, déchirure. Tarnier, siège, forceps sur la tête dernière.	10m,5	Sommet engagé en D. Tr. — Accouchement provoqué pour l'hydramnios avec sonde de Krause.	Accouchement provoqué. — Hydramnios. — Rupture artificielle à membranes; forceps versibien; décollement du cordon; accident précionné d'un kyste.	Sonde de Krause. — Ballon Champetier pour hâter le du travail. — Version par manœuvres internes. L'enfant soufflant.	Artificielle.	4.210 grammes.	Né tionné, ranimé.	Bon. 4.320 grammes.	Bon.	Température maxima 39°.
70	A. 820.	30 ans.	II pare.	1 accouchement spontané, à terme.	10m,5	Sommet engagé en D. P.	Accouchement spontané, à terme.	»	Naturelle.	2.300 grammes.	Bon.	Bon. 2.300 grammes.	Bon.	Normales.
71	A. 839.	31 ans.	III pare.	2 accouchements spontanés, à terme.	On attend difficilement le promontoire, faux promontoire sacré 10m.	Sommet non engagé en D. T.	Accouchement provoqué, artificiellement terme.	Ballon Tarnier.	Naturelle.	3.450 grammes.	Bon.	Bon. 3.450 grammes.	Bon.	Normales.
72	A. 862.	30 ans.	II pare.	1 accouchement spontané, à terme.	11 cm.	Sommet en O. I. D. T.	Accouchement spontané, à terme.	»	Naturelle.	3.280 grammes.	Bon.	Bon. 3.180 grammes.	Bon.	Normales.
73	A. 877.	28 ans.	II pare.	1 accouchement spontané, à terme.	11 cm.	Sommet en O. I. D. T.	Accouchement spontané, à terme.	»	Naturelle.	3.150 grammes.	Bon.	Bon. 3.050 grammes. 2.780 grammes.	Bon.	Normales.
74	A. 879.	18 ans.	Primipare.	"	10m,7	Sommet en O. I. G. A.	Accouchement spontané, à 8 mois.	»	Naturelle.	2.450 grammes.	Bon.	Érysipèle de l'enfant, mort le 1er jour.	Bon.	Normales.
75	A. 888.	28 ans.	II pare.	1 accouchement spontané, à terme.	11 cm.	Sommet en O. I. D. T.	Accouchement spontané, à terme.	»	Naturelle.	3.700 grammes.	Bon.	Bon. 3.060 grammes.	Bon.	Normales.

14

Rétrécissements du bassin.

NUMÉRO d'ordre	NUMÉRO du registre	AGE	PARITÉ	ACCOUCHEMENTS antérieurs	BASSIN (Diam. P. S. P.)	PRÉSENTATION et position	PARTICULARITÉS du travail	OPÉRATION obstétricale	DÉLIVRANCE	ENFANT Poids	ENFANT ÉTAT à la naissance	ENFANT Ce qu'il est devenu	MÈRE ÉTAT après délivrance	MÈRE SUITES de couches
								Année 1896.						
76	B. 11	22 ans	II pare	1 avortement de 2 mois	11cm,5	Sommet en O. I. D. A.	Accouchement spontané, à terme	»	Naturelle	3.300 grammes	Bon	Bon. 3.140 grammes	Bon	Normales.
77	B. 43	30 ans	III pare	1 accouchement spontané, à terme, forceps, à terme	11 cm, bassin aplati à gauche	Sommet en O. I. D. T.	Accouchement spontané, à X mois	»	Naturelle	4.000 grammes	Bon	Bon. 2.475 grammes	Bon	Normales.
78	B. 36	32 ans	IV pare	3 accouchements spontanés, à terme	10cm,5 Faux promontoire: 10cm,5	Sommet en O. I. D. T.	Accouchement spontané, à terme	»	Naturelle	1.740 grammes	Bon	Bon. 3.550 grammes	Bon	Normales.
79	B. 48	23 ans	III pare	8 accouchements spontanés, à terme	11cm,5	Sommet en O. I. G. T.	Accouchement spontané, à terme	»	Naturelle	3.140 grammes	Bon	Bon. 3.550 grammes	Bon	Normales.
80	B. 53	21 ans	Primipare	»	Coxalgie. — Bassin aplati d'avant en arrière et du droite à gauche. Diamètre P.S.P.: 10cm	Tête qui tend à fuir dans la fosse iliaque	Hydramnios. — Accouchement provoqué à 5 mois. Accouchement spontané	Points et éclampsie Tarnier	Naturelle	3.110 grammes	Bon	Bon. 3.120 grammes	Bon	Normales.
81	B. 56	»	II pare	1 accouchement spontané à terme, forceps	Bassin coxalgique	Sommet en O. I. G. A.	Accouchement spontané, à terme	»	Naturelle	3.700 grammes	Bon	Bon. 3.239 grammes	Bon	Normales.
82	B. 60	31 ans	II pare	1 accouchement spontané, à terme	10cm,4	Sommet en O. I. D. T.	Accouchement spontané, à terme	Tentatives infructueuses de forceps en ville	Naturelle	4.220 grammes	Bon	Bon. 3.400 grammes	38° de température	Normales.
83	B. 61	22 ans	Primipare	»	11 cm	Sommet en O. I. G. A.	Accouchement spontané, à terme	»	Naturelle	2.640 grammes	Bon	Bon. 2.800 grammes	Bon	38°,4 au 2e jour, puis normales.
84	B. 123	24 ans	Primipare	»	Double luxation congénitale	Sommet en O. I. D. P.	Écoulement du méconium. — Pendence du cordon	Réfection de la prédélence. — Forceps au détroit inférieur après dilatation forcée du collet. Chloroforme	Naturelle	3.000 grammes	Bon	Bon. 3.100 grammes	Bon	Normales.
85	B. 133	32 ans	IX pare	8 accouchements spontanés, à terme	11 cm	Sommet en O. I. G. A.	Accouchement spontané, à terme	»	Naturelle	3.540 grammes	Bon	Bon. 3.830 grammes	Bon	Normales.
86	B. 118	23 ans	Primipare	»	11 cm	Sommet en O. I. G. A.	Accouchement spontané, à terme	»	Naturelle	3.830 grammes	Bon	Bon. 3.930 grammes	Bon	38°,1 au 4e jour, puis normales.
87	B. 100	»	Primipare	»	Bassin aplati du côté gauche. — Atrophie de la jambe gauche	»	Expulsion spontanée d'un œuf ouvert de 2 mois	»	»	»	»	»	Bon	Normales.

Rétrécissements du bassin.

NUMÉRO d'ordre.	NUMÉRO du registre.	AGE.	PARITÉ.	ACCOUCHEMENTS antérieurs.	BASSIN. Diam. P. S. P.	PRÉSENTATION et position.	PARTICULARITÉS de travail.	MÉCANISME obstétrical.	DÉLIVRANCE.	ENFANT. POIDS.	ÉTAT à la naissance.	Ce qu'il est devenu.	MÈRE. ÉTAT après délivrance.	SUITES de couches.
88	R. 241.	24 ans.	III pare.	2 accouchements spontanés, à terme.	10ᵐ,3.	Sommet en O. I. G. T.	Accouchement pourquoi à 8 mois (?). Ballon. Terme. Accouchement naturel.	Lise Tarnier.	Naturelle.	3.000 grammes.	Bon.	Bon. 3.300 grammes.	Bon.	Normales.
89	R. 246.	37 ans.	Primipare.	»	10ᵐ,3.	Sommet en O. I. G. T.	Accouchement artificiel.	Forceps. Jane. L'extraction pour défaut de rotation interne de la tête. — Lésion latérale au périnée.	Naturelle.	3.860 grammes.	Bon. Présente de la paralysie la ciste droite.	Bon. 3.725 grammes.	Bon.	38°,2 le 2ᵉ jour, puis normales.
90	R. 254.	25 ans.	IV pare.	2 accouchements spontanés, à terme. 1 avortement de 8 mois, provoqué à gauche.	10ᵐ,2. Légèrement aplati à gauche.	Sommet en O. I. G. T.	Accouchement provoqué à 8 mois. — Ballon Champetier. — Accouchement spontané.	Ballon Champetier.	Naturelle.	2.800 grammes.	Bon.	Bon. 4.020 grammes.	Bon.	Normales.
91	R. 257.	24 ans.	III pare.	2 accouchements spontanés, à terme.	10ᵐ,3.	Sommet en O. I. D. P.	Accouchement spontané, à terme.	»	Naturelle.	2.860 grammes.	Néoname, ranimé avec des frictions.	Bon. 2.600 grammes.	Bon.	Normales.
92	R. 298.	19 ans.	Primipare.	»	10ᵐ,5.	Sommet en O. I. G. T.	Membranes rompues 3 jours avant l'accouchement. — Mort pendant le travail. L'accès d'éclampsie.	Forceps à la partie postérieure de l'excavation.	Naturelle.	3.110 grammes.	Mort apparente, ranimé.	Mort quelques heures après.	Bon.	Normales.
93	R. 302.	20 ans.	(III) pare.	1 accouchement spontané, à terme, 1 avortement de 7 semaines.	11ᵐ,4.	Siège complet en S. I. G. A.	Accouchement spontané, à terme.	»	Naturelle.	1.830 grammes.	Macéré.	»	Bon.	Normales.
94	R. 312.	34 ans.	IV pare.	3 accouchements spontanés, à terme.	11 cm.	Sommet en O. I. D. T.	Accouchement spontané, à terme.	»	Naturelle.	3.010 grammes.	Bon.	Bon. 3.190 grammes.	Bon.	Normales.
95	R. 318.	36 ans.	VIII pare.	1 accouchement spontané, à terme, enfant mort-né. 1 accouchement provoqué à 8 mois. 1 à 8 mois, 1 à 8 mois, forceps. 1 à 8 mois, siège. 2 à terme, spontanés.	10ᵐ,2.	(1) Sommet en O. I. D. T. (2) Sommet en O. I. G.	(1) Accouchement terme. (2) Artificiel, à terme.	(2) Version par manœuvres internes.	Naturelle.	(1) 2.110 grammes. (2) 3.340 grammes.	(1) Bon. (2) Bon.	(1) Mort le 2ᵉ jour. (2) Bon. 2.520 grammes.	Bon.	Normales.
96	R. 330.	27 ans.	II pare.	1 accouchement à terme, forceps.	10ᵐ,3.	Sommet en O. I. D. P.	Lenteur de la période de dilatation.	Ballon Champetier, traction toute et continue. — Version par manœuvres internes.	Naturelle.	3.860 grammes.	Bon. Fracture du bras droit.	2.750 grammes.	38°,6 de température.	Normales.
97	R. 345.	30 ans.	II pare.	1 accouchement prématuré, à 8 mois.	Double luxation congénitale. Aplatissement accessible.	Sommet en O. I. G. T.	Accouchement spontané, à terme.	»	Naturelle.	3.010 grammes.	Bon.	Bon. 3.320 grammes.	Bon.	Normales.
98	R. 300.	21 ans.	II pare.	1 accouchement spontané, à terme.	11 cm.	Sommet en O. I. G. A.	Accouchement spontané, à terme.	»	Naturelle.	3.020 grammes.	Bon.	Bon. 2.905 grammes.	Bon.	Normales.
99	R. 388.	23 ans.	II pare.	1 forceps, à terme.	11 cm.	Sommet en O. I. G. A.	Accouchement spontané, à terme.	»	Naturelle.	2.770 grammes.	Bon.	Bon. 2.520 grammes.	Bon.	38° le 3ᵉ jour, puis normales.

Rétrécissements du bassin

Tableau n° 19 (suite).

NUMÉRO d'ordre.	NUMÉRO de registre.	AGE.	PARITÉ.	ACCOUCHEMENTS antérieurs.	BASSIN. Diam. P. S. P.	PRÉSENTATION et position.	PARTICULARITÉS du travail.	INDICATIONS obstétricales.	DÉLIVRANCE.	ENFANT.			MÈRE.	
										POIDS.	ÉTAT à la naissance.	ÉTAT ce qu'il est devenu.	ÉTAT après délivrance.	SUITES de couches.
100	R. 405.	23 ans.	III pare.	1 accouchement spontané, à terme, 1 avortement de 3 mois.	10 ^m,5.	Sommet en O. I. G.	Accouchement spontané, à terme. Procidence d'un cordon.	Bandeau de suspension du cordon, contractilité. — Tentatives infructueuses de version et de forceps.	Naturelle.	2.820 grammes.	Mort.		Bon.	Normales.
101	R. 451.	25 ans.	III pare.	1 accouchement provoqué, terminé par une embryotomie. 1 avortement de 3 mois.	9 cm.	Sommet en O. A.		Symphyséotomie et opération de forceps.	Naturelle.	2.950 grammes.	Bon.	Bon. 3.500 grammes.	Bon.	Élévation de température au 5e jour, 38°,2. — Abcès de la grande lèvre droite.
102	R. 485.	25 ans.	II pare.	1 accouchement spontané, à terme.	10 ^m,2.	Sommet en O. I. G. T.	Accouchement spontané, à terme.		Naturelle.	2.650 grammes.	Bon.	Bon. 2.980 grammes.	Bon.	Normales.
103	R. 497.	30 ans.	II pare.	1 avortement de 4 mois 1/2.	10 ^m,2.	Sommet en O. I. G. P.	Accouchement spontané, à terme.		Naturelle.	2.800 grammes.	Bon.	Bon. 3.120 grammes.	Bon.	Normales.
104	R. 501.	22 ans.	Primipare.		10 ^m,5.	Sommet en O. I. G. T.	Liquide fétide et chronique. — Bon. Inflammation des bruits du cœur.	Bassin Champlain. — Version par manœuvres internes.	Naturelle.	1.900 grammes.	Bon.	Bon. 3.150 grammes.	Bon.	Normales.
105	R. 595.	32 ans.	IV pare.	3 à terme, spontanés.	10 ^m,2.	Épaule en A. I. G.	Tentatives infructueuses de version à son entrée.		Naturelle.	2.950 grammes.	Bon.	Bon. 3.050 grammes.	Bon.	Normales.
106	R. 629.	30 ans.	II pare.	1 accouchement artificiel, sous chloroforme.	10 ^m,5.	Épaule anuché ou A. I. G. dorso-postérieure.	Accouchement artificiel à terme.	Version par manœuvres internes.	Naturelle.	3.180 grammes.	Mort apparente ranimé.	Bon. 3.180 grammes.	Bon.	Indices Bichat, 38°,8 le 5e jour, pouls normales.
107	R. 641.	20 ans.	II pare.	1 accouchement provoqué. Bassin Baraire et Champetier. Version.	10 ^m,2.	Sommet au-dessus du détroit supérieur en O. I. D.	Procidence du cordon. Accouchement spontané en O. I. D.	Rétropulsion naturelle du bassin.	Naturelle.	3.250 grammes.	Bon.	Bon. 3.300 grammes.	Bon.	Angine le 5e j.
108	R. 601.	30 ans.	V pare.	4 accouchements antérieurs, dont 3 spontanés, 1 forceps.	10 ^m,7.	Sommet en O. I. G. T.	Accouchement spontané, à terme.		Naturelle.	2.890 grammes.	Bon.	Bon. 2.910 grammes.	Bon.	Normales.
109	R. 609.	20 ans.	II pare.	1 accouchement spontané, à terme.	10 ^m,3.	Face en M. I. D. P.	Accouchement spontané, à terme.		Naturelle.	2.950 grammes.	Bon.	Bon. 2.900 grammes.	Bon.	Normales.
110	R. 673.	25 ans.	Primipare.		10 ^m,0.	Sommet en O. I. G.	Accouchement spontané, à terme.		Naturelle.	3.250 grammes.	Bon.	Bon. 3.400 grammes.	Bon.	Normales.
111	R. 681.	25 ans.	III pare.	2 accouchements spontanés, à terme.	10 ^m,8.	Sommet en O. I. D. P.	Accouchement spontané, à terme.		Naturelle.	3.710 grammes.	En état de mort apparente, ranimé.	Bon. 3.650 grammes.	Mort quelques heures après.	Infection légère.
112	R. 745.	21 ans.	Primipare.		11 cm.	Sommet en O. I. G. A.	Accouchement spontané, à terme.		Naturelle.	3.900 grammes.	Bon.	Bon. 2.900 grammes.	Bon.	Normales.
113	R. 749.	20 ans.	Primipare.		11 cm.	Sommet en O. I. D. P.	Accouchement spontané, à terme.		Naturelle.	3.000 grammes.	Bon.	Bon. 2.900 grammes.	Bon.	Normales.
114	R. 751.	28 ans.	Primipare.		10 ^m,5.	Sommet en O. I. D. T.	Accouchement spontané, à 8 1/2.		Naturelle.					

Numéro d'ordre.	Numéro du registre.	AGE.	PARITÉ.	ACCOUCHEMENTS antérieurs.	BASSIN. Diam. P. R. P.	PRÉSENTATION et position.	PARTICULARITÉS du travail.	MÉCANISME de l'accouchement.	DÉLIVRANCE.	ENFANT. POIDS.	État à la naissance.	Ce qu'il est devenu.	MÈRE. État après délivrance.	SUITES de couches.
115	R. 780.	32 ans.	V pare.	À terme, présentations du l'épaule. Version, l'avortement.	10ᵐ,5.	Épaule.	Accouchement provoqué, à la main.	Version céphalique par manœuvres extérieures. — Version par manœuvres internes.	Naturelle.	2.600 grammes.	Bon.	Bon.	Bon.	Normales.
116	R. 844.	23 ans.	Primipare.	»	10ᵐ,3.	Sommet en O. I. G. P.	Accouchement spontané, à terme.	»	Naturelle.	2.550 grammes.	Bon.	Bon. Partie en nourrice le lendemain.	Bon.	Normales.
117	R. 840.	21 ans.	Primipare.	»	10ᵐ,3.	Sommet en O. I. D. T.	Accouchement provoqué, à terme.	Palus Tarnier.	Naturelle.	2.460 grammes.	Bon.	Bon. 2.800 grammes.	Bon.	Normales.
118	R. 868.	26 ans.	IV pare.	1 forceps, 1 accouchement provoqué, 1 accouchement prématuré, 1 avortement à 6 mois.	11 cm. Bassin spondylolisthesis.	Sommet élevé en O.	Rtuffle du travail prolongé. — Tête quinte bien d'un cordon. — Accouchement prolongé à 7 mois 1/2.	Accouchement provoqué. — Version par manœuvres internes.	Artificielle.	2.700 grammes.	Mort.	»	Bon.	Normales.
119	R. 872.	33 ans.	V pare.	1 accouchement spontané, à terme. 1 forceps, à terme, 1 version, à terme.	10ᵐ,3.	Sommet en O. I. G. T.	Accouchement provoqué, travaux lentement.	Ballon Tarnier.	Naturelle.	2.470 grammes.	Bon.	Bon. 2.720 grammes.	Bon.	Normales.
120	R. 882.	21 ans.	Primipare.	»	10ᵐ,2.	Sommet en O. I. G. A.	Accouchement spontané, à terme.	»	Naturelle.	2.620 grammes.	Bon. Faible.	Bon. 1.150 grammes.	Bon.	3ᵉ, 2 au 3ᵉ jour, puis normales.
121	R. 897.	36 ans.	VII pare.	1 accouchement à terme, forceps, 2 à terme; balar- iriponées, 3 fausses couches.	Diamètre bi-ischiatique 5 cm. Rétrécissement du détroit inférieur. Cyphose lombo-sacrée.	Sommet en O. I. G. A.	Accouchement provoqué, à terme.	Balon Champetier de Ribes au détroit supérieur.	Naturelle.	2.300 grammes.	Faible.	Bon.	Mort le lendemain de sa naissance.	Normales.
122	R. 901.	32 ans.	Primipare.	»	10ᵐ,2.	Sommet en O. I. G. A.	Accouchement provoqué, sô mais à l'inertie utérine.	Rupture et ballon Tarnier. Application de forceps à l'aire.	Naturelle.	2.600 grammes.	Bon.	Macrostomalit-ions, 41ᵐ,3 de température. Suivi non guéri. 2.100 gr.	Bon.	Lymphangite et abcès des seins. — Fort non guérie.
123	R. 911.	33 ans.	IV pare.	1 accouchement provoqué, avec ballon. — 2 accouchements provoqués, avec ballon et scuteur Tarnier. — 3ᵉ fracture gémellaire, forceps pour 1 jumeau.	9ᵐ,5. tête et pied-manutrice, 8ᵐ,2.	Gémellaire. (1) A. I. G., dos de avant. (2) A. I. D., dos en arrière.	3 mois 1/2.	»	Naturelle.	(1) 2.250 gr. (2) 2.410 gr.	Nés tous les deux en état de mort apparente, ranimés.	Morts tous les deux, quelques minutes après.	Bon.	Normales.
124	R. 928.	35 ans.	IV pare.	1 avortement de 4 mois, 1 forceps à terme, 1 accouchement provoqué par l'écriteur Tarnier.	10ᵐ,5.	Sommet en O. I. D. T. puis siège en S. I. G.	Accouchement provoqué. Hydramnos, » siège. dernier partie-podit travail,	Naturelle.	2.350 grammes.	Bon.	Bon. 3.300 grammes.	Bon.	Légère élévation de température sans cause.

Rétrécissements du bassin.

Tableau n° 10 (Suite).

NUMÉRO d'ordre.	NUMÉRO de registre.	AGE.	PARITÉ.	ACCOUCHEMENTS antérieurs.	BASSIN. Diam. P. S. P.	PRÉSENTATION et position.	PARTICULARITÉS du travail.	OPÉRATEURS obstétricaux.	DÉLIVRANCE.	ENFANT. Poids.	ENFANT. ÉTAT à la naissance.	ENFANT. Ce qu'il est devenu.	MÈRE. ÉTAT après l'accouchement.	MÈRE. SUITES de couches.
124	R. 990.	30 ans.	IV pare.	3 accouchements à terme, dont 1 forceps, 1 siège, 1 version.	11cm,5.	Sommet en O. I. G. A.	Accouchement spontané, à terme.	»	Naturelle.	3.190 grammes.	Bon.	Bon. 3.240 grammes.	Bon.	Normales.
125	R. 1023.	27 ans.	V pare.	3 accouchements spontanés, à terme. — 1 accouchement à 7 m.	10cm,5.	Sommet en O. I. G. A.	Accouchement spontané, à terme.	»	Naturelle.	2.900 grammes.	Bon.	Bon. 2.750 grammes.	Bon.	39° au 9me jour, lochies fétides.
127	R. 1043.	34 ans.	III pare.	2 accouchements à terme, spontanés.	11 cm.	Sommet en O. I. G. T.	Accouchement spontané, à terme.	»	Naturelle.	2.960 grammes.	Bon.	Bon. 3.150 grammes.	Bon.	Normales.
128	R. 1058	20 ans.	II pare.	1 accouchement spontané, à terme.	Généralement rétréci.	Sommet en O. I. D. P.	Accouchement spontané, à terme.	»	Naturelle.	2.650 grammes.	Bon.	Bon. 3.490 grammes.	Bon.	Normales.
129	R. 1068.	24 ans.	Primipare.	»	10cm,5	Sommet en O. I. D. T.	Accouchement normal, à terme.	»	Naturelle.	3.050 grammes.	Bon.	Bon. 3.590 grammes.	Bon.	Normales.
130	R. 1086.	32 ans.	Primipare.	»	11cm,5	Sommet en O. I. D. P.	Rupture prématurée des membranes.	Application de forceps.	Artificielle.	3.100 grammes.	Mort apparente, réanimé.	Bon. Mort le 12me jour. 3.130 grammes.	Déchirure du vagin. Élévation de température, 39°.	Élévation de température, 39° et au jour.
131	R. 1119.	34 ans.	II pare.	1 accouchement spontané, à terme.	11 cm.	Sommet en O. I. D. T.	Accouchement spontané, à terme.	»	Naturelle.	3.050 grammes.	Bon.	Bon. 3.360 grammes.	Bon.	Normales.
132	R. 1122.	31 ans.	VIII pare.	7 accouchements à terme, spontanés.	11 cm.	1) Sommet O. I. D. P. 2) Épaule gauche en A. I. D.	Accouchement gémellaire.	Grossesse gémellaire.	Naturelle.	1) 2.400 gr. 2) 2.500 gr.	1) Bon. 2) Bon.	1) Bon. 2.400 grammes. 2) Bon. 3.400 grammes.	Bon.	Normales.
133	R. 1123.	21 ans.	Primipare.	»	10cm,5.	Sommet en O. I. G. T.	»	Naturelle.	3.180.	Bon.	Bon. 3.080 grammes.	Bon.	Température élevée entre 38° et 39°.
134	R. 1127.	26 ans.	VI pare.	5 accouchements spontanés, à terme.	10cm,5.	Siège en S. I. D.	»	Naturelle.	2.950 grammes.	Modéré.	»	Bon.	39° de température le 3me jour.
135	R. 1141.	34 ans.	III pare.	1 accouchement spontané à 8 m. 1 fausse couche de 3 mois 1/2.	11 cm.	Sommet en O. I. D. T.	Accouchement spontané, à 8 mois.	»	Naturelle.	2.300 grammes.	Bon.	Bon. 2.275 grammes.	Bon.	Normales.
136	R. 1191.	21 ans.	Primipare.	»	10cm,5.	Front en M. I. G. T.	Accouchement artificiel, à terme.	»	Naturelle.	3.000 grammes.	Mort.	»	Bon.	39°,4 au 3e jour.
137	R. 1210.	42 ans.	X pare.	9 accouchements spontanés dont 8 à terme et 1 avant terme.	10cm,5.	Sommet en O. I. G. T.	»	Naturelle.	1.500 grammes.	Bon.	Bon. 3.420 grammes.	Bon.	Normales.

Rétrécissements du bassin.

NUMÉRO d'ordre.	NUMÉRO du registre.	AGE.	PARITÉ.	ACCOUCHEMENTS antérieurs.	BASSIN. Diam. P. P. P.	PRÉSENTATION et position.	PARTICULARITÉS du travail.	OPÉRATIONS chirurgic.	DÉLIVRANCE.	ENFANT.			MÈRE.	
										POIDS.	ÉTAT à la naissance.	Ce qu'il est devenu.	ÉTAT après délivrance.	SUITES de couches.
138	H. 1229.	34 ans.	III pare.	1 accouchement à terme, spontané. 1 siège à terme, spontané.	10 cm.	Sommet en O. I. G. A.	Procidence du cord. — Ligature. 3 h. — Rupture prématurée des membr. non. — Accouchement spontané, 7 mois.	»	Naturelle.	1.080 grammes.	Faible.	Mort une heure après.	Bon.	Normales.
139	B. 1348.	38 ans.	IV pare.	3 accouchements antérieurs, dont 2 à terme, forceps, 1 provoqué.	10 cm.	Sommet en O. I. D. A.	Accouchement provoqué, à 8 mois. Accouchement spontané.	Ballon Champetier.	Naturelle.	2.090 grammes.	Bon.	Bon. 2.775 grammes.	Bon.	38° au 4° jour, puis normales.
140	B. 1360.	27 ans.	V pare.	3 accouchements à terme, spontanés. Fausse couche de 3 mois.	9 cm,5.	Sommet en O. I. G. A.	Procidence du cord.	Tarsion.	Naturelle.	2.050 grammes.	Bon.	Bon. 2.850 grammes.	Bon.	Normales.
141	B. 1483.	40 ans.	VII pare.	6 à terme, spontanés.	9 cm,5.	Sommet en O. I. G. A.	Accouchement spontané.	»	Naturelle.	2.804 grammes.	Bon.	Bon. 2.990 grammes.	Bon.	Normales.

Année 1890.

NUMÉRO d'ordre.	NUMÉRO du registre.	AGE.	PARITÉ.	ACCOUCHEMENTS antérieurs.	BASSIN. Diam. P. P. P.	PRÉSENTATION et position.	PARTICULARITÉS du travail.	OPÉRATIONS chirurgic.	DÉLIVRANCE.	POIDS.	ÉTAT à la naissance.	Ce qu'il est devenu.	ÉTAT après délivrance.	SUITES de couches.
142	C. 17.	23 ans.	II pare.	1 à terme spontané.	10 cm,5	Sommet en O. I. G. A.	Procidence de la corde droite. Ballon pour hâter le travail.	Mat. Champetier. — Version par entonnoirs inclinées.	Naturelle.	2.180 grammes.	Bon.	Bon. 2.725 grammes.	Bon.	Normales.
143	C. 38.	29 ans.	Primipare.	»	Losangique. Diamètre P. S. P. 10 cm,5. Bassin aplati de côté gauche.	Sommet en O. I. D. P.	Accouchement spontané, à 8 mois 1/2.	»	Naturelle.	1.750 grammes.	Bon.	Bon. 3.650 grammes.	Bon.	Normales.
144	C. 51.	41 ans.	VIII pare.	6 accouchements à terme, spontanés. — 1 spontanée physiologique.	10 cm,4.	Sommet en O. I. G. A.	Accouchement artificiel, à terme. — Version pour cause élevé.	Version par manœuvres internes.	Artificielle.	2.650 grammes.	Bon.	Bon. 2.750 grammes.	Bon.	Normales.
145	C. 165.	25 ans.	IV pare.	3 accouchements à terme, spontanés.	11 cm.	Sommet au détroit supérieur en O. I. D. P.	Accouchement artificiel, à terme.	Version par manœuvres internes pour sommet élevé.	Naturelle.	3.750 grammes.	Bon.	Bon. 4.060 grammes.	Bon.	Normales.
146	C. 213.	»	Primipare.	»	10 cm,5.	Sommet en O. I. G. A.	Accouchement à terme. — Bruits du cœur précipités. — Ischement de méconium. — Tête élevée.	Valse Champetier.	Artificielle pour hémorragie.	2.950 grammes.	Bon.	Bon. 3.200 grammes.	Bon.	38° le 2° jour.
147	C. 278.	24 ans.	III pare.	1 accouchement spontané, à terme. — 1 accouchement provoqué.	10 cm,5.	Siège complet en S. I. G. A.	Procidence du cord. — Accouchement ? reçu, à 8 m.	Doules de Ribier. — Ballon Champetier.	Naturelle.	1.010 grammes.	Bon.	Bon. 2.175 grammes.	Bon.	Normales.
148	C. 291.	28 ans.	II pare.	1 accouchement à terme, forceps.	10 cm,5.	Sommet en O. I. G. A.	Accouchement à terme.	»	Naturelle.	1.350 grammes.	Bon.	Bon. Parti en nourrice.	Bon.	Normales.
149	C. 360.	31 ans.	Multipare.	3 accouchements provoqués. — Forceps. — 1 accouchement provoqué. — Ballon.	9 cm,5.	Sommet en O. I. D. T.	»	Opération césarienne.	Artificielle.	3.000 grammes.	Bon.	Bon. 3.500 grammes.	Bon.	Normales.

Rétrécissements du bassin.   Tableau n° 10 (Suite).

Numéro d'ordre	Numéro du registre	Âge	Parité	Accouchements antérieurs	Bassin Diam. P. S. P.	Présentation et position	Particularité du travail	Opérations spéciales	Délivrance	Enfant Poids	État à la naissance	Ce qu'il est devenu	Mère État après délivrance	Suites de couches
150	C. 359.	24 ans.	Primipare.	»	11 cm.	Sommet en O. I. G. T.	Accouchement provoqué, à 8 mois 1/2.	Inhalations de chloroforme. — Bouquet d'Hagar. Application manuelle.	Naturelle.	2.680 grammes.	Bon.	Bon. 2.800 grammes.	Bon.	Normales.
151	C. 371.	24 ans.	III pare.	2 accouchements à terme. — Forceps.	11cm,3.	Sommet en O. I. G. A.	Procidence du cordon. — Accouchement spontané, à 9 mois.		Naturelle.	4.480 grammes.	Mort.	»	Bon.	Normales.
152	C. 431.	32 ans.	V pare.	3 accouchements spontanés, à terme. — 1 forceps, à terme.	10cm,8. Généralement rétréci.	Avortement de 2 mois 1/2.	Accouchement spontané, à 2 mois.	Curetage. — Extraction de l'embryon.	Artificielle.	80 grammes.	»	»	38e,3. Lochies fétides.	Normales.
153	C. 446.	37 ans.	VI pare.	3 à terme, spontanés, 1 à 4 m. 1/2, 1 à 5 mois 1/2, placenta prævia.	11 cm.	Sommet en O. P.	Accouchement spontané, à 8 mois.	»	Naturelle.	2.440 grammes.	Bon.	Bon. — Part au nourrice.	Élévation de température. — Mauvais.	Tuberculose. — Mauvais état à la sortie.
154	C. 452.	28 ans.	II pare.	1 à terme. — Forceps.	10cm,5.	Sommet au O. I. D. A. élevé au-dessus du détroit supérieur.	Procidence du cordon d'une main, du pied.	Enlèvement des œuvres intérieures. — Extraction du Champetier.	Naturelle.	3.520 grammes.	Bon.	Ophtalmie secondaire pendant plusieurs jours. Bon. — 2.900 grammes.	Bon.	Normales. — Élévation de température prédite au 21e jour.
155	C. 477.	22 ans.	II pare.	1 provoqué. — Ballon Tarnier.	10cm,8.	Sommet élevé en G.	Accouchement provoqué.	Inhalations chloroformique. — Dilatation de la poitrine. Son par manœuvres intérieures.	Naturelle.	2.680 grammes.	Bon.	Bon. 2.801 grammes.	Bon.	Normales.
156	C. 481.	39 ans.	Primipare.	»	10cm,8.	Sommet mobile fuyant dans la fosse iliaque. Siège en S. I. G. A.	Accouchement provoqué. — Tête perdue à fuir dans la fosse iliaque droite. — Utérus contracté à plusieurs reprises au détroit supérieur, mais refoulé.	Inhalation chloroformique. Application par manœuvres internes.	Naturelle.	2.860 grammes.	Bon.	Bon. 2.995 grammes.	Bon.	Normales.
157	C. 500.	30 ans.	VII pare.	5 à terme, dont 1e embryotomie; 2e symphyséotomie; 3e symphyséotomie; 4e symphyséotomie; 5e provoqué, à terme; 6e provoqué, à terme.	9cm,5.	Sommet.	Accouchement provoqué, à 8 mois.	Accouchement provoqué. — Bulbo Champetier. — Version podalique.	Artificielle.	2.320 grammes.	Bon.	Bon. 2.480 grammes.	Bon.	Normales.
158	C. 501.	26 ans.	III pare.	2 à terme, spontanés.	11 cm.	Sommet en O. I. G. T.	Accouchement spontané, à terme.	»	Naturelle.	2.430 grammes.	Bon.	Bon. 2.825 grammes.	Bon.	Normales.
159	C. 506.	24 ans.	II pare.	1 à terme, spontané.	10cm,5.	Sommet en O. I. G. T.	Accouchement spontané, à terme.	»	Naturelle.	3.400 grammes.	Bon.	Bon. 3.990 grammes.	Bon.	Normales.
160	C. 510.	»	II pare.	1 accouchement spontané, à terme.	10cm,5.	Front au détroit supérieur en D. P.	Rupture artificielle des membranes. — Engagement de la tête déviée. Accouchement spontané, à terme.	Rupture de la poche des eaux et rupture des membranes.	Naturelle.	3.910 grammes.	Bon.	Bon. 4.100 grammes.	Bon.	Normales.
161	C. 524.	30 ans.	V pare.	4 à terme, spontanés. — 1 à forceps.	11cm,5.	Sommet en O. I. G. T.	Accouchement spontané, à terme.	»	Naturelle.	3.900 grammes.	Bon.	Bon. 4.100 grammes.	Bon.	Normales.

Rétrécissement de bassin.

NUMÉRO d'ordre.	NUMÉRO du registre.	AGE.	PARITÉ.	ACCOUCHEMENTS antérieurs.	BASSIN. Diam. P. S. I.	PRÉSENTATION et position.	PARTICULARITÉS de la mère.	OPÉRATIONS obstétricales.	DÉLIVRANCE.	ENFANT.			MÈRE.	
										POIDS.	ÉTAT à la naissance.	Ce qu'il est devenu.	ÉTAT après l'accouchement.	SUITES de couches.
102	C. 371.	37 ans.	IV pare.	Spontanés, à terme.	10m,8.	Sommet en O. I. D. A.	Accouchement spontané, à terme.		Naturelle.	3.380 grammes.	Bon.	Bon, 3.730 grammes.	Bon.	Normales.
103	C. 587.	37 ans.	III pare.	Spontanés, à terme.	Distance qui sépare le promontoire du bord inférieur du pubis: 11m,5. — Distance du bord inférieur de la 5e lombaire au bord inférieur de la symphyse: 10m,8.	Sommet en O. I. G. T.	Accouchement spontané, à terme.		Naturelle.	3.430 grammes.	Bon.	Bon, 3.350 grammes.	Bon.	Normales.
164	C. 506.	24 ans.	II pare.	I forceps, à terme.	10m,3.	Sommet en O. I. G. T.	Rupture prématurée des membranes. Tête débordant le pubis.	Version du forceps en O. I. G. A. — Symphyséotomie. Application du forceps.	Artificielle.	3.800 grammes.	Ne vivant. Ranimé.	Bon, 3.375 grammes.	Bon.	Paralysie vésicale. Légère élévation de température.
165	C. 592.	31 ans.	II pare.	I spontané, à terme.	11 cm.	Sommet en O. I. D. P.	Accouchement spontané, à terme.	»	Naturelle.	2.900 grammes.	Bon.	Bon, 2.775 grammes.		Normales.
166	C. 640.	30 ans.	III pare.	I accouchement spontané, à terme. — I hémato-trépie.	Bassin rachitique. 10m,5.	Sommet en O. I. D. A.	Accouchement présenté, à 8 m. e.		Naturelle.	2.490 grammes.	Né en état de mort apparente. Ranimé.	Mort le lendemain de la naissance.	Bon.	Normales.
167	C. 690.	21 ans.	Primipare.		10m,8.	Sommet en O. I. G. A.	Accouchement spontané, à 8 mois 1/2 environ.		Naturelle.	3.030 grammes.	Bon.	Bon, 3.350 grammes.	Bon.	Normales.
168	C. 724.	38 ans.	III pare.	I spontané, à terme. — I spontané après application de forceps, à terme.	9m,8, déduction faite.	Sommet en O. I. G. A.	Accouchement spontané, à terme.		Naturelle.	3.030 grammes.	Bon. Contusion sur le pariétal gauche produit par le promontoire.	Bon, 3.350 grammes.	Bon.	Normales.
169	C. 1003.	38 ans.	III pare.	I accouchement spontané, à terme. — I accouchement prématuré spontané, à 7 mois.	10m,5.	Siège en S. I. G. A.	Accouchement spontané, à terme.		Naturelle.	1.180 grammes.	Macéré.		Bon.	Normales.
170	C. 1004.	45 ans.	III pare.	I fausse couche de 2 mois 1/2. — I accouchement prématuré, à l'avant 1/2.	10m,8.	Sommet en O. I. G. A.	Accouchement spontané, à terme.		Naturelle.	2.490 grammes.	Faible.	Mort le lendemain de la naissance.	Bon.	Élévation de température. Lochies fétides.
171	C. 1091.	38 ans.	III pare.	2 accouchements spontanés, à terme.	Céphalo-sacrée.	Sommet en O. P.	Accouchement spontané, à 7 mois.		Naturelle.	1.900 grammes.	Macéré.		Bon.	Normales.
172	C. 1250.	37 ans.	IX pare.	5 accouchements spontanés, à terme. — 3 avant terme (de 6 à 7 m.).	10m,2.	Sommet en O. I. G. A.	Accouchement spontané, à terme.		Naturelle.	3.330 grammes.	Bon.	Bon, 3.200 grammes.	Un hémorragie après la délivrance, légère hémorragie.	Normales.

10

Retrécissements du bassin. Tableau n° 10 (Suite).

NUMÉRO d'ordre.	NUMÉRO du registre.	AGE.	PARITÉ.	ACCOUCHEMENTS antérieurs.	BASSIN. Diam. P. S. P.	PRÉSENTATION et position.	PARTICULARITÉS du travail.	OPÉRATIONS nécessaires.	DÉLIVRANCE.	ENFANT. Poids.	ENFANT. État à la naissance.	ENFANT. Ce qu'il est devenu.	MÈRE. État après délivrance.	MÈRE. Suites de couches.
173	C. 1270.	23 ans.	Primipare.	»	10 cm.	Sommet en O. I. D. P.	Le 20 octobre : rupture de la poche des eaux. — Le 5 octobre, 6 heures soir : expulsion de l'enfant.	Le 5 novemb. 1898. Ballon Champetier. (400 grammes.)	Incomplète.	3.350 grammes.	En état de mort apparente pendant 6 heures. On essaie de le ranimer.	Mort à 12 h. 20, la même nuit.	Bon.	Normales.
174	C. 1273.	22 ans.	Primipare.	»	10cm,7	Sommet en O. I. D. P.	6 septembre, 4 heures matin : Dilatation de 1 heure. — 4 heures soir : dilatation complète. — 7 heures soir : expulsion spontanée.	»	Complète. Naturelle.	3.360 grammes.	Bon.	Vivant bien. 3.220 grammes.	Bon.	Normales.
175	C. 1277.	25 ans.	Primipare.	»	10cm,8	Sommet en O. I. G. T.	7 septembre, 7 heures soir : 2 francs. — 8 septembre, 2 heures matin : complète. — 3 heures : expulsion	»	Complète.	2.930 grammes.	Vivant.	Bon. 2.830 grammes.	Bon.	Normales.
176	C. 1286.	27 ans.	Multipare.	1891. Terme, spontané, enfant vivant. 1892. Terme, spontané, enfant mort à 5 mois. 1893. Terme, spontané, enfant mort à 6 mois. 1894. Terme, spontané, vivant, mort à 2 mois. 1895. Terme, enfant vivant. 1898. Épaule. Ballon Champetier. — Hémorragie avant l'accouchement. — Version podalique. — Enfant mort.	10cm,5	Siège en S. I. D. A.	Au 8e mois de grossesse, malade à pâle, hémorragie rétro-placentaire, 400 grammes d'un sérum artificiel. — Ballon Champetier. — Expulsion du ballon et rupture des eaux mélangées de sang. Bruits du cœur non perçus.	Ballon Champetier. — Accouchement provoqué. — Extraction d'une fille macérée.	Complète.	2.810 grammes.	Macéré.	»	Pâleur générale.	Normales. Sort le 14.
177	C. 1290.	27 ans.	Multipare.	1888. Enfant à terme, vivant.	10cm,3	Sommet en O. I. D. A.	A l'arrivée, main droite à la vulve.	Version. Abaissement du pied droit qui se trouve être postérieur; on le transforme en antérieur. — Extraction de la tête, longue et difficile.	Complète.	3.050 grammes.	En état de mort apparente. — Insufflations. — Bains. — Frictions. — Alcool.	Mort.	Bon.	Normales.
178	C. 1390.	22 ans.	Multipare.	1896. Terme. Symphyséotomie, enfant vivant. 1898. Avortement de 3 mois.	9cm,8.	Sommet.	15 novembre, soir : début du travail. — 16 novembre, 6 h. 30 : rupture de la poche des eaux.	A 11 h. soir : forceps au détroit supérieur.	Complète.	2.500 grammes.	Vivant.	Vivant. 2.600 grammes.	Bon.	Normales.

Rétrécissement du bassin.

NUMÉRO d'ordre.	NUMÉRO de regi.	AGE.	PARITÉ.	ACCOUCHEMENTS antérieurs.	BASSIN. Diam. C. S. P.	PRÉSENTATION et position.	PARTICULARITÉS du travail.	OPÉRATIONS obstétricales.	DÉLIVRANCE.	POIDS.	ÉTAT à la naissance.	Corps et mensurat.	ÉTAT après l'accouch.	SUITES de couches.
											ENFANT.		MÈRE.	
179	C. 1374.	27 ans.	Primipare.	»	11 cm. Après l'accouchement, on arrive très facilement sur le promontoire assez haut situé.	Sommet en O. I. G. A.	26 septembre, 11 h. soir: écoul. eaux d'anz. — 28 septembre, 7 h. matin: complète; 8 h. ½ expulsion.	»	Complète. Naturelle.	3.280 grammes.	Bon. Tête allongée dans le sens antéro-postérieur, comme dans la présentation de la face. — Rossellure très nette au niveau du bregma, surtout marquée à l'angle supérieur du frontal gauche.	Vivant. 3.450 grammes.	Bon.	Normales.
180	C. 1390.	37 ans.	Multipare.	1885. Spontané, terme, vivant. 1888. Spontané, à terme, vivant. 1889. Face, terme, vivant. 1891. Siège, extraction de tête difficile, enfant mort. 1893. Face, spontané, mort. 1895. Épaule, version, mort. 1897. Sommet, spontané, vivant.	10 cm.,6.	Siège complet en S. I. D. A.	4 décembre: tard normal, mais rapidans la fosse iliaque droite.	Extraction.	Complète. Naturelle.	3.380 grammes.	Bon. État de mort apparente. — Insufflation, lobe, alcool, frictions. Ranimé.	Hors le 6 décembre avec sa belle-mère.	»	Normales.
181	C. 1445.	26 ans.	Primipare.	»	8 cm.,5 Bassin généralement rétréci, faux promontoire. — Rachitisme de 5 mois à 2 ans. — Incurvation très marquée des membres inférieurs surtout convexité en avant très marquée des tibias.	Sommet en O. I. G. A.	À l'entrée col effacé dilatation comme ce 1 franc — 3 fr., broncs bochères. — Partie totale élevée.	Flexion céférreuse sans aucune lucidité, tête vivante. — L'enfant last avait déjà rendu beaucoup de méconium et avait mort et en avait eu toute la délivrance complète pour pratiquer la symphyséotomie. — Le placenta était situé de méconium. — Hémorragie utéro-normale à la gare indéniable.	Complète.	1.900 grammes.	Vivant.	Bon. 1.700 grammes.	Bon.	Excellentes.
182	C. 1446.	30 ans.	Primipare.	»	11 cm.	Sommet G. T. en O. I. G. T.	18 décembre, 5 h. ½ matin: débuts du travail. — 1e décembre, 10 h. 15 matin expulsion, symbole à 8 mois.	»	Complète. Naturelle.	2.030 grammes.	Vivant.	Vivant. 1.975 grammes.	Bacillose polmonaire à droite.	Normales.

Rétrécissements du bassin.   Tableau n° 10 (Fin).

NUMÉRO d'ordre.	NUMÉRO du registre.	AGE.	PARITÉ.	ACCOUCHEMENS antérieurs.	BASSIN.	PRÉSENTATION et position.	PARTICULARITÉS du travail.	SUITES DE COUCHES.	DÉLIVRANCE.	ENFANT.			MÈRE.	
										POIDS.	ÉTAT à la naissance.	Ce qu'il est devenu.	ÉTAT après délivrance.	SUITES de couches.
183	C. 1436.	35 ans.	Multipare.	1896. Terme, version podalique. 1897. Tentative de forceps, version ; enfant mort.	9ᶜᵐ,5.	»	19 décembre, à 1 h. : dilatation ; dilatation ; 6 heures.— à 3 h. 30 : opération.	Opération césarienne sans incidents. — Éclampsie puerpérale à la gaze iodoformée.	Complète.	3.470 grammes.	Vivant.	Vivant. A un peu de broncho - pneumonie, mais il mange et tète très bien. 3.700 grammes.	Bon.	Fait une légère grippe avec un peu d'endo- cardite, mais tout s'amende. L'abdomen a été d'un état excellent de- puis l'opéra- tion.
184	C. 1403.	22 ans.	Multipare.	1897. Spontané ; vi- vant. 1898. Avortement de 3 mois.	10ᶜᵐ,5.	Sommet en O. I. D. T.	Accouchement pro- vid. 21 décembre, 11 h. matin : forceps Champetier, 600 ; — 5 h. 45 soir : ; ; éjection du fœtus. — 11 h. soir : expul- sion de l'enfant.	Forceps Cham- petier. 600 grammes.	Complète.	3.380 grammes.	Vivant.	Vivant. 4.000 grammes.	Bon.	Normales.
185 (Voyez n° 118.)	C. 1476.	27 ans.	Multipare.	1889. Forceps à 8 mois, enfant mort. 1890. Accouche- ment provoqué à 8 m., enfant vivant. 1892. Avortement de 3 mois. 1897. Accouchement prématuré à 5 mois, enfant mort. 1898. Accouchement terminé par ver- sion.	Spondylolis- thesis a été de 2 à 5 ans sans mar- cher.	Sommet.	Accouchement pro- voqué à 8 mois ? ?	Décembre, 5h.30 du ma- tin : Ballon Champetier. 10 1/2 matin : dilatation com- plète. — Ver- sion. — La tête est ex- traite très dif- ficilement, et on ôtait enfant mourar mais- mément pen- dant l'extrac- tion.	Complète.	2.350 grammes.	Bon.	Bon. 2.390 grammes.	Bon.	Bonnes, sauf pe- tit accès dans la bouche pen- dant 2 jours avec 38°,7.
186	C. 1481.	32 ans.	Secondi- pare.	1 accouchement à terme, spontané.	10ᶜᵐ,8.	»	»	Accouchement spontané.	»	2.900 grammes.	»	Mort.	Bon.	Élévation de température. Bon.

IV

OPÉRATIONS.

A. — *Forceps.*

J'ai rapporté plus haut les faits dans lesquels on avait appliqué le forceps quand l'enfant se présentait par la face, ceux où il y avait rétrécissement du bassin. Dans la plupart des autres cas où on a pratiqué cette opération, l'indication a été fournie par le ralentissement des battements du cœur et l'application a été simple.

Tous ces faits sont trop disparates pour qu'il soit utile de présenter sous la forme de longs tableaux les observations qui s'y rapportent.

Je me contenterai de signaler que 101 fois sur 3192 cas dans lesquels l'enfant se présentait par la tête fléchie, on a extrait l'enfant par le forceps; 94 enfants sont sortis vivants de la maternité.

Quatre femmes sont mortes. Une d'elles (B. 1086) a succombé avec une rupture de la symphyse. J'ai rapporté son observation *in extenso* à la société d'Obstétrique de Paris en 1898 (1).

B. — *Version* (Voyez le tableau n° 11, p. 124).

J'ai pratiqué 55 fois la version pendalique. Le plus souvent l'indication était une présentation de l'épaule, l'existence d'un rétrécissement pelvien, ou une hémorragie, par insertion vicieuse.

Ces différents faits sont mentionnés dans les tableaux précédents. Je mentionnerai seulement que sur 55 cas où nous avons terminé l'accouchement par la version podalique 1 femme a succombé; 34 enfants sont sortis vivants de la maternité.

C. — *Embryotomie céphalique* (Voyez le tableau n° 12, page 140).

Pour pratiquer l'embryotomie céphalique, nous avons toujours eu recours au craniotome de Blot et au basiotribe.

Nous avons fait sept fois cette opération; dans cinq cas, l'intervention était indiquée par la présence d'un bassin rétréci. Dans deux cas, on a perforé la tête, pour diminuer son volume et la faire passer rapidement à travers le col insuffisamment dilaté.

---

(1) *Paul Bar et Keim.* — Rupture de la symphyse pubienne au cours d'une application de forceps, — déchirure du vagin avec hémorragie grave, — tamponnement avec la gaze imbibée de gélatine, infection mortelle. — (*Bulletin de la Société d'Obstétrique de Paris*, année 1898, tome I, page 321.)

Dans tous les cas, l'enfant était mort au moment où on a pratiqué l'opération. Une femme (A 187) a succombé. Chez elle, la craniotomie n'a été qu'un incident insignifiant, au milieu des interventions auxquelles nous avons dû recourir.

D. — *Embryotomie, décollation* (Voyez le tableau nº 13 page 142).

Nous avons pratiqué neuf fois la décollation. Les instruments que nous avons employés sont les ciseaux de Dubois et l'embryotome de Tarnier.

Dans 7 cas, l'enfant se présentait par l'épaule ; dans 2 cas, la décollation fut pratiquée à la suite de l'extraction de la tête, pour faciliter le dégagement des épaules. Une femme a succombé.

Versions par manœuvres internes.

NUMÉRO d'ordre.	NUMÉRO du registre.	AGE.	PARITÉ.	BASSIN.	PRÉSENTATION.	INDICATIONS.	ÉTAT au moment de l'intervention.	INTERVENTION. — EXTRACTION. VERSION.	DÉLIVRANCE.	ENFANT. POIDS.	ENFANT. ÉTAT à la naissance.	ENFANT. ÉTAT à la sortie.	MÈRE. ÉTAT après délivrance.	MÈRE. SUITES de couches.
							Année 1897.							
1	A. 127.	18 ans.	Primipare.	Diamètre P. S. P. 10cm,2.	Sommet élevé en O. A.	Lenteur du travail. — Partie fœtale élevée.	Bon.	Siège. Champetier. — Version par manœuvres internes à la dilatation complète. — Saisie du pied antérieur, puis du pied postérieur. — Evolution facile. — Manœuvre de Mauriceau.	Artificielle.	2.650 grammes.	Bon.	Bon. 2.660 gr.	Bon.	Normales.
2	A. 184.	29 ans.	V pare. — à terme, spontanés.	Angle accessible.	Sommet élevé.	Ralentissement des bruits du cœur fœtal.	Bon.	Rupture artificielle des membranes. — Evolution facile cédée par le déplacement de la tête, de bas en haut, par manœuvres externes. — Extraction facile. — Section du cordon qui décrit un circulaire autour du tronc et autour du cou.	Spontanée.	3.010 grammes.	Bon.	Bon. 3.180 gr.	Bon.	Normales.
3	A. 380.	18 ans.	Primipare.	Angle accessible.	Epaule gauche en A. I. G. dorso-postérieure.	Membranes rompues depuis cinq heures. — Epaule gauche élevée. — Procidence du cordon avec battements.	O.a.	Siège. Champetier. — Dilatation de 1 fr. — La main gauche saisit le pied antérieur, le pied était abaissé à la vulve. — Un lacs placé au préalable sur le poignet gauche procédait, on essaie de repousser la partie fœtale. — Abaissement des bras en commençant par le postérieur. — Les battements du cordon cessant au cours de l'extraction. — Manœuvre de Mauriceau, après avoir fait la traction de gauche à droite, la version étant venu s'appuyer sur le symphyse postérieure.	Naturelle.	3.670 grammes.	Mort.	»	Bon.	Normales.
4	A. 407.	?	IV Pare. — 2 à terme, spontanés. — 1 à 3 m. 1/2.	Normal.	(1) Epaule en A. I. D. dorso-postérieure. (2) Epaule en A. I. D. dorso-antérieure.	Rupture prématurée et artificielle des membranes au villa. — Absence des bruits du cœur.	Bat.	B Embryotomie. (?) Version par manœuvres internes. — Saisie des deux pieds. — Evolution facile. — Extraction de la tête par la manœuvre de Mauriceau.	Artificielle.	(1) 2.170 gr. (2) 2.700 gr.	(1) Mort. (2) Bon.	(1) » (2) Bon. 2.700 gr.	Il n'y a rien à signaler que la prescription de 900 gr. de caillots de sang au sujet d'une injection intra-utérine d'une rince au permanganate de potasse et massage externe de l'utérus.	Accidents puerpéraux. — Infection puerpérale. — Elévation de température. — Mort le 4e jour.
5	A. 435.	43 ans.	VI Pare. — 3 à terme, spontanés.	Normal.	Epaule droite en A. I. D. dorso-antérieure.	Lenteur du travail. — Procidence du cordon.	Bon.	Siège. Champetier. — Version à dilatation complète. — Saisie du pied postérieur après avoir abaissé la tête dans la fosse iliaque droite. — Evolution et extraction faciles. — Manœuvre de Mauriceau.	Artificielle.	3.300 grammes.	Né en état de mort apparente. — Ranimé.	Mort trois heures après l'anémiation.	Bon.	Normales.
6	A. 548.	23 ans.	Secondipare. à terme, forceps.	Normal.	Epaule gauche en A. I. D. dos en avant.	Bruits du cœur sourds. — Hydramnios. — Lenteur du travail. — Rotation du fœtus. — Liquide amniotique teinté de méconium.	Bon.	Siège. Champetier. — Version par manœuvres internes. — Saisie du pied gauche, pied antérieur. — Rotation du fœtus. — Manœuvre de Mauriceau. — L'évolution et l'extraction ont été faciles.	Naturelle.	3.070 grammes.	Bon.	Bon. 3.470 gr.	Bon.	Normales.

Versions par manœuvres internes.   Tableau n° 11 (suite).

NUMÉRO d'ordre.	NUMÉRO du registre.	AGE.	PARITÉ.	BASSIN.	PRÉSENTATION.	INDICATION.	ÉTAT au moment de l'opération.	INTERVENTION. — EXTRACTION. VERSION.	DÉLIVRANCE.	ENFANT. POIDS.	ÉTAT à la naissance.	ÉTAT à la sortie.	MÈRE. ÉTAT après délivrance.	SUITES de couches.
7	A. 648.	23 ans.	Secondipare. 1 à 8 mois, version.	Normal.	Épaule droite en A. I. G., dos en avant.	Dilatation complète. — Présentation de l'épaule.	Bon.	Version facile.	Naturelle.	575 grammes.	Macéré.	"	Bon.	Normales.
8	A. 670.	34 ans.	Multipare. 4 à terme, dont 3 spontanés, 1 forceps, 1 à 7 mois 1/2, spontané. XI pare.	Angle accessible.	Sommet en O. T. avec sacro-iliite postérieure.	Procidence du cordon. — Liquide teinté de méconium. — Lenteur du travail.	Bon.	Réexpulsion du cordon. — Saisie du pied droit (pied postérieur). Évolution facile. — Le pied était postérieur est transformé en pied antérieur. — Manœuvre de Champetier.	Naturelle.	3.350 grammes.	Né étonné, ranime. Après la naissance, en examinant l'enfant, on remarque que les deux bras sont portés en abduction, et on trouve un léger décollement à la partie extérieure de la clavicule gauche.	Bon. 3.290 gr.	Bon.	Normales.
9	A. 671.	41 ans.	Multipare. 10 à terme, dont 8 spontanés, 2 forceps. XI pare.	Diamètre P. S. P. 11ᵐᵐ,5.	Sommet élevé en O. I. G.	Rupture prématurée des membranes. — Lenteur du travail.	Bon.	Idem Champetier. — Introduction de la main gauche. Abaissement du pied antérieur. — Évolution facile avec que l'extraction. Manœuvre de Champetier.	Naturelle.	2.100 grammes.	Né en état de mort apparente, ranimé.	Mort deux h. après.	Bon.	Normales.
10	A. 682.	30 ans.	Secondipare. 1 à terme, spontané.	Normal.	Sommet élevé en O. I. D.	Placenta prævia marginal. — Hémorragie abondante.	Faible.	Idem Champetier. — 300 grammes de liquide. — Introduction de la main droite, après rupture artificielle des membranes. — Saisie des deux pieds. — Évolution facile. — Extraction de la tête par la manœuvre de Mauriceau.	Artificielle.	2.630 grammes.	Né étonné, ranimé.	Mort de bronchite purulente, 15 jours après sa naissance. 2.300 gr.	Bon. 600 grammes de vilam sous-cutané.	Normales.
11	A. 552.	28 ans.	IV pare.	Normal.	A. I. D. Dos avant. Grossesse gémellaire — 2ᵉ fœtus.	"	"	Saisie par manœuvre interne.	Artificielle.	2.850 grammes.	Bon.	Bon.	Bon.	Pathologiques. Le chien purulentes.
12	A. 813.	38 ans.	Multipare. 4 à terme, spontané. — 2 à 8 mois spontané, 1 forceps. IV pare.	Diamètre P. S. P. 10ᵐᵐ,5.	Sommet non engagé en O. T.	Hydramnios. — Lenteur du travail. — Résultats douceur spontanés. — Liquide amniotique teinté de méconium.	Bon.	Réintroduction de la sonde de Kaltte. — D'un ballon Champetier. — Rupture artificielle des membranes. — Saisie du pied postérieur transformé, pendant l'évolution du fœtus, en pied antérieur. — Dégage en pied antérieur. — Manœuvre de Mauriceau.	Artificielle pour hémorragie.	3.220 grammes.	Né en état de mort apparente, ranimé.	Bon. 4.850 gr.	Bon.	Normales.
13	A. 862.	37 ans.	7 accouchements à terme, spontanés.	"	Épaule gauche en A. I. G.	Membranes rompues. — Procidence d'un bras.	Bon.	Réintroduction de la main gauche. — Saisie du pied qui est difficile. — Introduction de la main droite, amenée à la vulve après des tractions faites. — Lors. — Saisie du pied droit. — Tractions sur les deux pieds. — Évolution facile après avoir refoulé la partie supérieure du tronc. — Extraction facile. Manœuvre de Mauriceau.	Artificielle.	3.640 grammes.	Mort.	"	Bon.	Normales.

Versions par manœuvres internes.

Tableau n° 11 suite.

NUMÉRO d'ordre.	NUMÉRO du registre.	AGE.	PARITÉ.	BASSIN.	PRÉSENTATION.	INDICATION.	ÉTAT au moment de l'intervention.	INTERVENTION. — EXTRACTION. VERSION.	DÉLIVRANCE.	ENFANT. POIDS.	ÉTAT à la naissance.	ÉTAT à la sortie.	MÈRE. ÉTAT après délivrance.	SUITES de couches.
14	B. 111.	32 ans.	2 accouchements à terme, spontanés. — Épaule. — 1 version. IV pare.	»	Épaule en A. I. D. dos en arrière.	Membranes rompues. — Lenteur de travail. Épaule engagée.	Utérus appliqué sur le fœtus.	Procidence de la main droite. — Saisie du pied droit postérieur, qui est amené à la vulve. — Abaissement du pied ramenant sans difficulté. — Extraction du siège. — On ne peut faire l'anse du cordon à cause d'une tension très grande du cordon. — Dégagement des bras. — Extraction de la tête. — Manœuvre de Mauriceau.	Naturelle.	2,930 grammes.	Né cyanosé, ranimé.	Bon. 3.900 gr.	Bon.	Légère élévation de température le 10ᵉ jour. — puis suites de couches normales.
15	B. 286.	28 ans.	1 accouchement à terme, spontané.	Ample accessible.	Épaule gauche en A. I. D. dos en avant.	Rupture prématurée des membranes; bras à la vulve. — Version en ville.	Utérus contracté. — Épaule gauche. — Bras du cœur sauf et turgide.	Bras précédé. — Introduction de la main gauche; saisie du pied gauche, (pied antérieur) éversion rendue difficile par la rétraction de l'anneau de Bandl. — Dégagement du bras précédent, puis du bras droit par un mouvement de rotation du fœtus de gauche à droite. — Extraction de la tête. — Manœuvre de Mauriceau.	Spontanée.	2,736 grammes.	Pas de battements du cœur, non ranimé.	»	Bon.	Élévation de température 38°,6 et 3ᵉ jours; puis suites de couches normales.
16	B. 242.	28 ans.	3 accouchements à terme, spontanés, enfants vivants.	»	Tête flottant dans la fosse iliaque gauche.	Hémorragie très abondante. — Placenta prævia.	État syncopé. — Bénin-cardio.	Version mixte. — Tête refoulée vers la fosse iliaque gauche. — Recherche d'un pied. — Rotation du col sur la tête dernière.	Expulsion du placenta en même temps que le fœtus.	2,930 grammes.	Mort-né.	»	Faible; la malade est pâle.	Normales.
17	B. 250.	36 ans.	2 accouchements antérieurs spontanés, à terme.	»	Tête élevée.	Hémorragie abondante.	Malade très animée. — Salut ...	Interventions de la main gauche. Saisie du pied droit. — Évolution facile. — Extraction du siège des bras, de la tête très délicates. — Perforation du crâne avant la dilatation complète.	Artificielle.	2,046 grammes, moins la masse cérébrale.	Mort.	»	La malade à 39°.	Lochies fétides des suite élévation de température (38°,6) les 4 premiers jours puis suites de couches normales.
18	B. 318.	30 ans.	5 accouchements à terme dont 1 forceps, 2 version, 2 spontanés, 1 siège, 1 prématuré à 8 mois. VII pare.	Diamètre P. S. P. 10ᵐᵐ,2 sans déduction.	Sommet en O. I. D. 2ᵉ sommet en O. I. G. A.	Inertie utérine. 2 heures 1/2 de période d'expulsion; tête engagée, tête un, détroit supérieur, axe prolongé postérieur, très prononcé.	Bon.	4ᵉ accouchement spontané. — Version par manœuvres internes. — Saisie du pied postérieur puis de l'antérieur. — Élévation lente et difficile. — Extraction de la tête par la manœuvre de Mauriceau.	Spontanée.	2.410 grammes. 2.850 grammes.	Bon. Énorme, ranimé.	1ᵉʳ Mort le 6ᵐᵉ jour. 2ᵉ Bon. 2.970 gr.	Bon.	Normales.
19	B. 339.	27 ans.	1 accouchement à terme, forceps.	Diamètre P. S. P. 10ᵐᵐ,3 sans déduction.	Sommet en O. I. D. mobile.	Lenteur de travail.	Auscultation negative.	Délivrance artificielle des membranes. — Version par manœuvres internes. — Saisie du pied gauche.	Naturelle.	2.800 grammes.	Bon. Fracture sous-périostée du bras droit.	Bon. 2.750 gr.	Bon.	Normales.
20	B. 270.	26 ans.	3 accouchements à terme dont 1 spontané, 1 forceps, 1 version.	Normale.	Sommet mobile en O. I. G.	Hydramnios.	Procidence de cordon et d'un bras.	La tête ayant tendance à fuir dans la fosse iliaque, est ramenée au détroit supérieur. — Rupture des membranes. — Rétropulsion du cordon. — Saisie du pied gauche. Évolution facile par traction sur le pied, et manœuvres exécutées sur l'abdomen. — Extraction facile. — Manœuvre de Mauriceau.	Naturelle.	4.020 grammes.	Bon.	Bon. 4.045 gr.	Bon.	Normales.

Versions par manœuvres internes.

Tableau n° 11 (suite).

NUMÉRO d'ordre.	NUMÉRO du registre.	AGE.	PARITÉ.	BASSIN.	PRÉSENTATION.	INDICATIONS.	ÉTAT de travail de l'accouchée.	PRÉVENTION. — EXTRACTION. VERSION.	DÉLIVRANCE.	ENFANT. POIDS.	ÉTAT à la naissance.	ÉTAT à la sortie.	MÈRE. ÉTAT après délivrance.	SUITES de couches.
21	R. 573.	26 ans.	3 accouchements antérieurs, à terme, spontanés.	»	Sommet mobile en O. V.	Placenta prævia. Hémorragie.	Tête élevée. Hémorragie. Pendilleur du cordon sans battements.	Rupture artificielle des membranes. — Gallop Champetier. Introduction de la main droite. — Bras droit procident. Saisie du pied droit (pied postérieur). — Rotation qui le rend antérieur. — Extraction facile du tronc. — Relèvement du col sur le cou. — Extraction difficile de la tête. — Manœuvre de Mauriceau.	Artificielle.	2.100 grammes.	Mort-né.	Bon.	Bon.	Élévation de température pendant une nuit ; température maxima, 39°. — Lochies fétides pendant 3 j. puis suites de couches normales.
22	R. 681.	22 ans.	Primipare.	Diamètre. P. S. P. : 10mm,2.	Sommet au détroit supérieur en O. I. G. T., asynclitisme postérieur.	Liquide amniotique teinté de méconium. Battements du cœur lents.	Ralentissement des bruits du cœur. Lenteur du travail.	Ballon Champetier et dilatation manuelle. Introduction de la main gauche. Saisie du pied droit. Évolution très facile. Pression latérieure de la tête au niveau supérieur. Pressions dures, tractions sur le tambour et les épaules.	Naturelle.	3.300 grammes.	Né évoqué, ranimé.	Bon. 3.100 gr.	Bon.	Normales.
23	R. 303.	21 ans.	Primipare.	»	Sommet en O. P.	Tentatives infructueuses de forceps. Lenteur du travail.	Ralentissement des bruits du cœur.	Ballons de forceps. Version. Tête repoussée au-dessus du détroit de Budil. Évolution et extraction faciles. Croquement au moment de l'engagement du siège.	Naturelle.	3.150 grammes.	Né en état de mort apparente; ranimé 3 à 4 d'heures après.	Mort trois h. après.	Bon. — Déchirure du périnée. Lochies fétides pendant 3 jours, puis suites de couches normales.	Élévation de température du vagin.
24	R. 305.	32 ans.	3 accouchements antérieurs spontanés.	Diamètre. P. S. P. : 10mm,2.	Épaule gauche en A. I. G. Dorso-postérieure.	Présentation de l'épaule.	Tentatives de version au côté. Main et bras gauches saisis. — Évolution au moment de mécanisme.	Évolution de la main gauche. Saisie du genou gauche, puis du pied gauche au niveau du détroit d'évolution. Lors sur le membre supérieur procident et sur le rond. Extraction après, tenté des membres inférieurs à la tronc. Extraction difficile de la tête. Manœuvre de Mauriceau.	Naturelle.	2.950 grammes.	Né évoqué, ranimé.	Bon. 2.950 gr.	Bon.	Lochies fétides sans température.
25	R. 539.	26 ans.	Un accouchement antérieur artificiel sous chloroforme. — Enfant mort-né.	Diamètre. P. S. P. : 10mm,2.	Épaule gauche en A. I. G. Dorso-postérieure.	Rupture artificielle des membranes. Bras procident. Ralentissement des bruits du cœur.	Membranes rompues ; écoulement liquide méconial.	Réduction de la main droite. Saisie le bras gauche, puis le pied antérieur du fœtus qu'on repoussé à gauche. Pied droit amené à la vulve. Évolution, extraction facile. Extension de la tête et manœuvre de Mauriceau.	Naturelle.	3.180 grammes.	Né en état de mort apparente; ranimé.	Bon. 3.180 gr.	Bon.	Lochies fétides, cinq jours, avec élévation de température.
26	R. 645.	27 ans.	2 accouchements antérieurs à terme, spontanés.	Angle accessible.	Épaule droite en A. I. D. Dorso-antérieure.	Pas de battements du cœur.	Absence de bruits cardiaque.	Ballon Champetier et dilatation manuelle. Abaissement du bras droit, avec la main droite, enroulé du pied droit. Évolution facile. Extraction facile. Manœuvre de Mauriceau.	Naturelle.	3.100 grammes.	Mort.		Bon.	Normales.
27	R. 677.	24 ans.	Un accouchement spontané, à terme.	Normal.	Épaule gauche en A. I. D. Dorso-antérieure.	Épaule.	Membranes rompues; bras amené dans les dernières.	Réduction de la main droite qui achève la dilatation ; abaissement de la main gauche procident. Lacs. Abaissement du pied postérieur. — Évolution et extraction faciles. Manœuvre de Mauriceau.	Naturelle.	3.200 grammes.	Faible.	Mort quelques heures après.	Bon.	Élévation de température vers les 3 premiers jours, puis suites de couches normales.

18

Versions par manœuvres internes.

Tableau n° 11 (suite).

NUMÉRO d'ordre.	NUMÉRO du registre.	ÂGE.	PARITÉ.	BASSIN.	PRÉSENTATION.	INDICATION.	ÉTAT de l'œuf avant, etc.	INTERVENTION. — EXTRACTION. VERSION.	DÉLIVRANCE.	POIDS.	ÉTAT à la naissance.	ÉTAT à la sortie.	ÉTAT après délivrance.	SUITES de couches.
28	R. 694.	20 ans.	Primipare.	Normal.	Épaule droite en A. I. D. Dorso-postérieure.	Placenta prævia. Écoulement sanguin assez abondant.	Membranes entières. Sortie du cœur complet. Écoulement sanguin. Procidence du cordon et d'un bras.	Introduction de la main droite, saisie facile du pied droit. Dégagement rapide et facile de tout le fœtus.	Artificielle.	1.150 grammes.	Faible.	Mort quelques heures après la naissance.	Bon.	Normales.
29	R. 780.	32 ans.	V pare. 3 accouchements antérieurs à terme; 3 épaules, 3 versions. 1 avortement de 3 mois 1/2.	Diamètre P. S. P. : 10cm6.	Fœtus très mobile placé transversalement.	Version par manœuvres externes; très maintenance au détroit supérieur par un bandage. Travail lent.	Fœtus toujours mobile.	Selon Champetier. Introduction de la main gauche, saisie des pieds qui sont à gauche. Évolution et extraction faciles.	Naturelle.	2.000 grammes.	Né étonné.	Bon. 2.400 gr.	"	Normales.
30	R. 868.	26 ans.	3 accouchements antérieurs dont 1 à 3 mois, forceps, 1 à 8 mois provoqué et spontané, 1 avortement de 3 mois 1/2.	Spondilolisthésis.	Tête dans la fosse iliaque droite.	Liquide verdâtre. Bruits du cœur précipités. Non engagement de la partie fœtale.	Rupture artificielle des membranes. Bruits du cœur précipités.	Selon. Introduction de la main gauche. Saisie du genou gauche (postérieur). Évolution facile. Bras postérieur dégagé le premier. Expression sur le tête, tractions sur le maxillaire inférieur, extraction facile.	Artificielle.	2.050 grammes.	Mort.	"	Bon.	Normales.
31	R. 911.	33 ans.	IV pare. 3 accouchements antérieurs dont 1 provoqué, forceps. — 2e provoqué, spontané. — 3e précédente : (spontané. (forceps.	Diamètre P. S. P. : 9cm,2 sans déduction. — Pour pro-montoire : 3e Fœtus : Épaule droite en A. I. D.; Dos en arrière.	(1) Fœtus : Épaule droite en A. I. D. Dos en avant. (2) Fœtus : Épaule droite en A. I. D.; Dos en arrière.	Rétrécissement du bassin. — Membranes rompues. — Lenteur du travail.	Membranes rompues.	Selon Champetier. — Introduction de la main droite. — Saisie du pied droit (antérieur). — Évolution facile. — Manœuvres de Champetier et de Mariceau faciles. Deuxième fœtus : Saisie du pied postérieur transformé en pied antérieur. — Évolution et extraction facile.	Naturelle.	(1) 2.500 gr. (2) 2.440 gr.	1° Né en état de mort apparente. — Nonréanimé. — Enfoncement du pariétal droit. 1e Né étonné. — Non réanimé. — Enfoncement très prononcé du pariétal gauche.	"	Bon.	Normales.
32	R. 204.	25 ans.	IV pare. 3 accouchements antérieurs : 1 à terme, spontané, 1 à terme. — Épaule version.	(Normal.	Épaule droite en A. I. G. Dos en avant.	Épaule.	Bras droit pendant dans le vagin.	Introduction de la main gauche. — Saisie du pied droit antérieur. — Extraction facile.	Naturelle.	2.400 grammes.	Bon.	Bon. 2.975 gr.	Bon.	Normales.
33	R. 1009.	22 ans.	Primipare.	"	Sommet mobile en O. I. G.	Utérus contracté. — Grossesse de 8 mois environ. — Bruits du cœur bons.	Éclampsie associée qui entre. — Coma.	Selon Champetier. — Dilatation manuelle. — Introduction de la main gauche. — Saisie du pied gauche. — Évolution facile. — Extraction facile.	Spontanée.	1.600 grammes.	Mort. — Commencement de macération. Rupture à gauche du maxillaire et de la lèvre inférieure.	"	Mort.	
34	R. 1122.	31 ans.	7 accouchements antérieurs dont 6 à terme, spontanés. — 1 à 7 m. 1/2, spontané.	Diamètre P. S. P. : 11 cent.	(1) Sommet en O. I. D. P. (2) Épaule en A. I. G.	"	Bon.	(1) Accouchement spontané. (2) Version par manœuvres internes.	Naturelle.	(1) 2.400 gr. (2) 2.500 gr.	Bon. Bon.	Bon. 2.600 gr. 2.400 gr.	Bon. Bon.	Normales.

Versions par manœuvres internes.

Tableau n° 11 (suite.)

NUMÉRO d'ordre.	NUMÉRO du registre.	AGE.	PARITÉ.	BASSIN.	PRÉSENTATION.	INDICATIONS.	ÉTAT au moment de l'intervention.	INTERVENTION. — EXTRACTION. VERSION.	DÉLIVRANCE.	ENFANT POIDS.	ENFANT ÉTAT à la naissance.	ENFANT ÉTAT à la sortie.	MÈRE ÉTAT après délivrance.	MÈRE SUITES de couches.
35	B. 1127.	26 ans.	5 accouchements spontanés, à terme.	Diamètre P. S. P. 11mm,5.	Sommet en D. P. avec procidence d'un bras.	Hémorragie.	Pas de battements du cœur. — Hémorragie.	Saisie du pied droit antérieur. — Évolution facile. — Manœuvres de Champetier et de Mauriceau.	Spontanée.	3.030 grammes.	Macéré.		Anémiée, pâle, état typhoïde.	Élévation de température pendant 4 jours.
36	B. 1191.	21 ans.	Primipare.	Diamètre P. S. P. 10mm,6.	Front élevé en I. G. Tr.	Écoulement d'un liquide verdâtre. — Contractions subintrantes. Intermittences dans les bruits du cœur.	Tête déchirée au détroit supérieur. — Ralentissement des bruits du cœur.	Manœuvre de Schültz. — Tentative de forceps. — Introduction de la main droite. — Saisie du pied postérieur (pied âme). — Lacs. — Évolution du pied droit. — Extraction. Saisie du siège et des épaules. — Cordon serré autour du cou et du tronc. — Manœuvre à Champetier. — Reintégration dernière, sur cordon mort.	Naturelle.	3.800 grammes.	Mort. Piastrons de Chaussier.		Bon.	Élévation de température les 3e, 6e et 9e jours (38 à 39°,4), puis suites de couches normales.
37	B. 1346.	23 ans.	3 accouchements antérieurs dont 2 spontanés. 1 siège.	Normal.	Épaule en A. I. D. Dos en avant.	Poche des eaux volumineuse.	Membrane rompue. — Procidence d'un bras gauche.	Version sur le poignet. — Introduction de la main gauche. — Évolution et extraction faciles.	Naturelle.	3.430 grammes.	Bon.	Bon. 3.420 gr.	Bon.	Normales.
38	B. 1346.	18 ans.	Primipare.	Normal.	(1) Sommet en O. I. G. T. (2) Sommet en O. I. D. T.	Ralentissement des bruits du cœur. — Inertie utérine pour les deux accouchements.	Bon.	Application de forceps sur le premier jumeau. 2e accouchement : Version par manœuvres internes. — Extraction facile. — Extraction de la tête par la manœuvre de Mauriceau.	Artificielle.	(1) 1.730 gr. (2) 2.750 gr.	Étonné. — Ranimé. Bon.	Mort le 9e jour. Bon. 2.700 gr.	Faible.	Élévation de température le 4e jour, 40°,2, puis suites de couches normales.
39	B. 1160.	27 ans.	5 accouchements spontanés, à terme. — I à 4 mois. V pare.	Diamètre P. S. P. 9mm,5.	Sommet en G. A.	Rupture prématurée des membranes. — Procidence d'une main du cordon.	Tête au-dessus du détroit supérieur. — Battement des bruits du cœur. — Ralentissement des bruits du cœur.	Version manuelle. — Évolution et extraction facile et rapide.	Naturelle.	2.930 grammes.	Né en état de mort apparente. — Ranimé.	Bon. 2.830 gr.	Bon.	Normales.

Année 1890.

40	C. 17.	20 ans.	1 accouchement antérieur spontané.	Diamètre P. S. P. 10mm,3.	Sommet fuyant dans la fosse iliaque.	Procidence d'une main.	Intérieur du travail.	Man. Champetier. — Introduction de la main gauche, refoulée en haut ainsi que la main précédente. Saisie du pied gauche postérieur. — Évolution et extraction facile.	Naturelle.	3.180 grammes.	Bon. Dépression légère au niveau des temporaux.	Bon. 3.420 gr.	Bon.	Normales.
41	C. 51.	41 ans.	6 accouchements spontanés, à terme, 1 symphyséotomie.	Diamètre P. S. P. 10mm,4.	Tête au détroit supérieur en O.	Dilatation complète. — Tête élevée.	Liquide verdâtre.	Introduction de la main gauche. — Extraction du pied droit. — Extraction du siège difficile, l'enfant étant à cheval sur le cordon. — Dégagement du tronc et de la tête facile.	Artificielle.	3.620 grammes.	Né étonné. Ranimé.	Bon. 3.740 gr.	Bon.	Normales.
42	C. 73.	23 ans.	2 accouchements spontanés, à terme, enfants morts.		Épaule droite dorso-antérieure.	Membranes rompues prématurément.	Procidence du cordon. — Liquide verdâtre. — Ralentissement des bruits du cœur.	Abaissement du bras droit précédent. — Lacs. — Dilatation manuelle. — Introduction de la main droite. — Saisie du pied droit antérieur. — Évolution facile. — Lacs qui abaisse le siège droit. — Extraction de la tête un peu difficile à cause de l'extraction du col.	Naturelle.	3.030 grammes.	Né en état de mort apparente. — Ranimé.	Mort 4 jours après de bronchopneumonie.	Bon.	Normales.

Versions par manœuvres internes.

Tableau n° 11 (suite).

NUMÉRO d'ordre.	NUMÉRO du registre.	AGE.	PARITÉ.	BASSIN.	PRÉSENTATION.	INDICATION.	ÉTAT au moment de l'intervention.	PRÉSENTATION. — EXTRACTION VERSION.	DÉLIVRANCE.	ENFANT. POIDS.	ÉTAT à la naissance.	ÉTAT à la sortie.	MÈRE. ÉTAT après délivrance.	AUTRES de couches.
43	C. 166.	21 ans.	3 accouchements antérieurs spontanés.	Promontoire accessible.	Sommet en D. P. au détroit supérieur.	.	Tête élevée.	Saisie facile des 2 pieds. — Evolution et extraction faciles.	Naturelle.	3.750 grammes.	Bon. Légère dépression extérieure du l'angle antéro-latéro-inférieur du pariétal.	Bon. 4.090 gr.	Bon.	Normales.
44	C. 432.	22 ans.	1 accouchement antérieur, forceps.	Diamètre P. S. P. 10m.5.	Sommet avec procidence d'une main d'un pied.	Procidence du cordon.	Tête élevée avec procidence. Dilatation vasque complète.	Saisie et extraction faciles et rapides.	Naturelle.	3.550 grammes.	Bon.	Ophtalmie secondaire. Bon. 4.000 gr.	Bon.	Normales.
45	C. 477.	22 ans.	1 accouchement antérieur provoqué.	Diamètre P. S. P. 10m.8.	Sommet mobile en O. I. G.	.	Sommet mobile. La dilatation complète. Fœtus placé transversalement.	Main Champetier. — Introduction de la main droite. — Saisie du pied gauche. — Evolution facile. — Extraction facile. — Manœuvre de Mauriceau.	Naturelle.	3.730 grammes.	Bon.	Bon. 2.800 gr.	Bon.	Normales.
46	C. 560.	30 ans.	3 accouchements antérieurs à terme dont 1 embryotomie, 3, symphyséotomie. 3 accouchements provoqués avant terme.	Diamètre P. S. P. 9m.5.	Sommet mobile ou O. I. G.	Accouchement provoqué.	Rupture artificielle des membranes.	Main Champetier. — Saisie du pied droit. — Extraction très facile.	Artificielle.	3.330 grammes.	Bon.	Bon. 3.550 gr.	Bon.	Normales.
47	C. 564.	16 ans.	V pare. 4 accouchements antérieurs dont 2 à terme, spontanés, 1 forceps, 1 sous chloroforme, enfant mort.	Angle accessible.	Sommet en O. I. G. A.	.	Lenteur de la période de dilatation. Rétraction de l'utérus dans la contraction.	Saisie du pied droit abaissé facilement. — Dégagement facile du siège. Tête arrêtée par l'anneau de contraction. — Dégagement difficile de cette dernière.	Naturelle.	3.700 grammes.	Né en état de mort apparente, dont ranimé.	.	Bon.	Normales.
48	C. 584.	29 ans.	III pare.	Normal.	Sommet accouchement trigéminaire, 3e enfant.	.	Lenteur par manœuvre interne.		Artificielle.	3.150 grammes.	Mort.	.	Bon.	Normales.
49	C. 639.	33 ans.	1 accouchement antérieur, forceps, enfant mort.	.	Sommet en O.I.D.	Procidence du cordon avec battements. — Col distalable contusion 2 f.	Écoulement de méconium. — Pas de battements dans le cordon.	Rétention de la procidence. — Ballon. — Main droite introduite. — Tractions faciles sur le pied antérieur. — Evolution facile. — Manœuvre de Champetier. — Extraction facile de la tête.	Naturelle.	3.880 grammes.	Né en état de mort apparente, facilement ranimé.	Bon. 3.970 gr.	Déchirure vers la paroi latérale droite du col sur une longueur de 3 centimètres entières environ.	Normales.
50	C. 600.	30 ans.	4 accouchements antérieurs à terme, spontanés, à 4 mois.	Normal.	(1) Fœtus: Sommet en O. L. G. A.	.	Accouchement spontané pour le premier.	.	Naturelle.	(1) 2.350 gr.	(1) Bon.	Bon. 2.450 gr.	.	Normales.
				.	(2) Fœtus placé transversalement qu'on ne peut faire évoluer en laissant la version spontanée pour le premier.	Fœtus placé transversalement qu'on ne peut faire évoluer en laissant la version antérieure.	Poche des eaux volumineuse. — Membranes membrana.	Rupture artificielle des membranes. — Introduction de la main gauche, saisie du pied droit antérieur. — Evolution et extraction faciles.		(2) 1.980 gr.	(2) Bon.	Bon. 1.970 gr.	.	.

Versions par manœuvres internes.

Tableau n° 11 (fin).

NUMÉRO d'ordre.	NUMÉRO du registre.	AGE.	PARITÉ.	BASSIN.	PRÉSENTATION.	INDICATIONS.	ÉTAT au moment de l'intervention.	INTERVENTION. — EXTRACTION. VERSION.	DÉLIVRANCE.	ENFANT.			MÈRE.	
										Poids	ÉTAT à la naissance.	ÉTAT à la sortie.	ÉTAT après délivrance	SUITES de couches.
51	C. 1651.	45 ans.	2 Accouchements antérieurs à terme, forceps.	Diamètre P. S. P. 11cm,6.	Sommet élevé en O. I. G.	Procidence du cordon.	Procidence du cordon au moment de la rupture des membranes.	Accolation de la main gauche, saisie du pied droit antérieur. — Évolution et extraction facile.	Naturelle.	3.140 grammes.	Bon.	Bon. 3.165 gr.	Bon.	Normales.
52	C. 1682.	36 ans.	3 Accouchements spontanés, à terme.	Normal.	Sommet en O. I. G. A.	Procidence du cordon.	Procidence du cordon. — Très peu de battements. — Écoulement de méconium.	Introduction de la main gauche qui refoule la tête dans le diamètre oblique droit. — Saisie du pied gauche postérieur transformé en pied antérieur. — Évolution et extraction. Manœuvre de Mauriceau.	Naturelle.	4.000 grammes.	Mort.	»	Bon.	Normales.
53	C. 1288.	39 ans.	6 Accouchements antérieurs dont 4 à terme, spontanés, 2 à 7 m. 1/2, spontanés.	Angle accessible.	Épaule droite A. I. D. Dos en avant.	Écoulement sanguin.	Dilatation complète à son arrivée. — Hémorragie accident dans les membranes.	Introduction de la main droite. — Saisie du pied droit. — Évolution facile. Extraction très facile.	Naturelle.	3.360 grammes.	Bon.	Bon. 3.500 gr.	Bon.	Normales.
54	C. 1290.	27 ans.	2 Accouchements antérieurs à terme, spontanés.	Diamètre P. S. P. 10cm,5.	Épaule droite A. I. D.	Membranes rompues. — Épaule engagée.	Main droite à la vulve. — Épaule élevée au détroit supérieur.	Abaissement du pied droit. — Main sur la main droite. — Abaissement du siège. — Pied droit postérieur, transformé en pied antérieur. — Rotation faite sans difficulté. — Extraction facile des épaules. Manœuvre de Champetier. — Traction très forte sur les épaules.	Naturelle.	4.000 grammes.	Né en état de mort apparente. — Réanimation.	»	Bon.	Normales.
55	C. 1476.	47 ans.	8 Accouchements antérieurs dont 2 provoqués, spontanés, 1 forceps, 1 à 6 mois avortement, 1 à 4 mois spontané. Vit parc.	Bassin spondylolisthésis.	Sommet mobile.	»	Accouchement provoqué.	Main Champetier. — Rupture artificielle des membranes. — Évolution et extraction faciles pour le tronc. — Pendant l'extraction de la tête qui présenta quelques difficultés, l'enfant respira.	Naturelle.	3.250 grammes.	Bon.	Bon. 3.300 gr.	Bon.	39°,7 pendant deux jours. — Abcès dentaire.

(1)

Embryotomie céphalique.

Tableau n° 12.

NUMÉROS d'ordre	NUMÉROS du registre	ÂGE	ACCOUCHEMENTS antérieurs	BASSIN	CAUSES DE L'INTERVENTION	INTERVENTION	NAISSANCE	MÈRE (État après l'opération / Suite des couches)	POIDS de l'enfant
		1897							
1	A. 1.	32 ans.	Primipare.				Naturelle.		
2	A. 135.	38 ans.					Artificielle.		
3	A. 147.	40 ans.		Normal.			Artificielle.		
4	A. 410.	31 ans.					Naturelle.		
		1898							
5	B. 37.	34 ans.					Artificielle.		
6	B. 880.	30 ans.		?			Artificielle.		
7	B. 1188.	31 ans.	Primipare.				Naturelle.		

Embryotomie (décollation).

NUMÉRO d'ordre	NUMÉRO de registre 1897	AGE.	ACCOUCHEMENTS ANTÉRIEURS.	BASSIN.	CAUSES DE L'INTERVENTION.	INTERVENTION.	DÉLIVRANCE.	ÉTAT APRÈS L'OPÉRATION.	SUITES DE COUCHES.	POIDS DE L'ENFANT.
1	A. 965.	20 ans.	Primipare.	Normal.	Rupture prématurée des membranes, vingt-quatre heures avant l'accouchement. Enfant mort, épaule engagée au détroit antérieur.	Décollation à la dilatation complète (Embryotome Tarnier).	Artificielle.	Bon. — 37°,6 de température; injection intra-utérine au permanganate de potasse et drainage utérin.	Normales. — Partie le 1150 grammes. quatrième jour en bon état.	1150 grammes.
2	A. 208.	25 ans.	Deux avortements de deux mois et demi.	Normal.	Procidence du cordon. — Bruits du cœur ralentis et irréguliers. — Mort de l'enfant. Épaule engagée en dorso-antérieure.	Embryotomie à la dilatation complète (Embryotome Tarnier).	Spontanée.	Bon. — 37°,4 de température.	Normales. — Partie en bon état le quatrième jour.	3290 grammes.
3	A. 407.		1 à terme, spontané. — 1 à 3 mois 1/2.	Normal.	Accouchement gémellaire. Épaules A. I. D. — Le 1er du même côté. — Le 2e dos en avant.	Embryotomie avec les genoux pour le 1er. Version pour le second.	Artificielle.	1er mort, 2350 grammes. — 2e vivant, 2760 gr.	Hémorragie après la délivrance. Mort par péritonite.	
4	A. 835.	29 ans.	6 accouchements antérieurs à terme, spontanés. 2 autres accouchements à terme, terminés par des applications de forceps (un des enfants pesait 3 kilog.), 6 fausses couches de 1 à 5 mois.	Angle inaccessible.	Plusieurs tentatives de forceps invita.	Décollation à la dilatation complète au chloroforme. — Décollation avec les genoux pour faciliter le dégagement des épaules.	Spontanée.	37°,4 de température et 124 de pouls; ventri douloureux.	Normales. — Partie en 3770 grammes sans la manœuvre réductible.	3770 grammes.
5	A. 483.		7 accouchements antérieurs à terme, spontanés.	Normal.	Rupture prématurée des membranes, huit jours avant l'accouchement. Bruits du cœur sourds. Rétraction de l'utérus.	Embryotomie à la dilatation complète au chloroforme; le fœtus se présentant en A. I. G. dorso-antérieure (Embryotome Tarnier).	Naturelle.	Bon. — 37° après l'opération.	Normales. — Partie en bon état, sur va de sa santé, le deuxième jour.	1070 grammes.
	1898									
6	B. 367.	28 ans.	8 à terme, spontanés. — 1 avortement de trois mois.	Normal.	Membranes rompues prématurément, quarante-cinq heures trente minutes avant l'accouchement. Température P.... son arrivée. Enfant mort; présentation de l'épaule en A. I. D. — Liquide amniotique fétide.	Embryotomie (Embryotome Tarnier).	Artificielle.	Bon. — Température 37°.	Normales.	3060 grammes.
7	B. 588.	21 ans.	»	Normal.	Ep. de A. I. G.	Embryotomie. Rupture incomplète de l'utérus. — Laparotomie.	Artificielle.	Bon.	Élévation de la température.	2550 grammes.
	1899									
8	C. 449.	36 ans.	6 accouchements antérieurs spontanés, à terme, — 4 à terme, terminés par une application de forceps (un des enfants pesait 12 livres).	Normal.	Enfant mort. — Sommet au détroit supérieur. — Rétraction utérine.	Tentative infructueuse de version. — Craniotomie. — Décollation avec les ciseaux de Dubois.	Artificielle.	38° de température.	Normales. — Partie le 3130 grammes sous quatrième jour en bon état. la masse cérébrale.	3130 grammes.
9	C. 1265.	38 ans.	5 accouchements antérieurs à terme, spontanés.	Angle accessible.	Accouchement gémellaire. — Le second fœtus se présentant en l'épaule en A. I. G. A. — L'enfant était mort à son entrée à l'hôpital. — Épaule engagée.	Embryotomie à la dilatation complète sur l'embryon de la délivrance; fœtus mort (Embryotome Tarnier).	Artificielle. — Hémorragie de la délivrance; tamponnement intra-utérin; 500 grammes de sérum.	39° de température. État faible; pouls fréquent; souffle beaucoup de l'abdomen.	Les quatre premiers jours 39° à 39°,4 de température. — Infection. Abcès de la paroi abdominale à la région sous-ombilicale, à la suite d'une injection de sérum. Partie en bon état le douzième jour.	1150 grammes.

E. — **Accouchement provoqué.** (Voyez le tableau n° 14, p. 146.)

On a provoqué 38 fois l'accouchement. Dans la presque totalité des cas, l'intervention a été indiquée par l'existence d'un rétrécissement pelvien.

Dans un cas, cependant (B. 764), nous avons interrompu la grossesse, parce que la femme avait dû subir, à des accouchements antérieurs, des interventions très laborieuses à la suite desquelles l'enfant avait succombé. L'enfant est né vivant.

Dans un cas (C. 1465), la femme avait un goitre exophthalmique et était dans l'état le plus grave quand on a provoqué l'accouchement. Elle a succombé.

Enfin je compte plusieurs cas dans lesquels l'accouchement a été provoqué à cause d'hémorragies graves, une de ces femmes a succombé.

F. — *Avortement provoqué.*

Dans six cas, nous avons provoqué l'avortement.

Cas n° 1, A. 187, *hémorragies répétées, signes d'infection grave, provocation de l'avortement ; mort par infection* (*Voy. page 47*).

Cas n° 2, A. 798, *hémorragies graves. Provocation de l'accouchement, guérison.*

X..., enceinte de trois mois, est prise d'hémorragies abondantes. On donne de l'*Hydrastis canadensis* et de l'*Hamamelis virginica*, mais l'hémorragie continue ; les injections vaginales chaudes restant également sans effet, et l'état de la malade devenant grave, on provoque l'avortement (ballon Tarnier, ballon Champetier, bougies de Hegar). Expulsion spontanée d'un œuf entier du poids de 570 grammes. Au troisième jour, 38°, puis suites de couches normales.

Cas n° 3, B. 549, *hémorragies graves, provocation de l'accouchement. Guérison.*

X... est enceinte de quatre mois et demi. Du 3 au 24 mai, pertes de sang abondantes qui se renouvellent tous les jours et qui mettent les jours de la malade en danger. Le 25 mai, on provoque l'avortement ; dilatation du col au moyen d'une tige de laminaire, de bougies de Hegar, introduction du petit ballon de Champetier (25 grammes de liquide). Le 26 mai, rupture artificielle de l'œuf ; extraction facile de l'enfant (422 grammes) et du placenta (180 grammes). Déchirure du col suturée au catgut. Suites normales.

Cas n° 4. B. 650. — *Hémorragies abondantes, provocation de l'avortement. Guérison.*

X... est enceinte de cinq mois et demi ; la malade ayant des hémorragies, on provoque l'avortement au moyen du ballon de Champetier (250 grammes de liquide). Expulsion spontanée du fœtus (950 grammes) et du placenta (310 grammes). Le jour de la provocation de l'avortement, 38°, puis suites de couches normales.

Cas n° 5, B. 1230, *hémorragies graves par insertion vicieuse du placenta ; signes d'infection ; provocation de l'accouchement ; guérison* (*Voy. page 74*).

Cas n° 6, B. 1345, *vomissements incoercibles ; avortement provoqué ; mort* (*Voy. page 47*).

G. — *Symphyséotomie.* (Voyez le tableau n° 15, p. 154.)

La symphyséotomie a été faite cinq fois. Les cinq enfants sont sortis vivants de la maternité et en bon état. Les mères ont guéri.

H. — **Opération césarienne.** (Voyez le tableau n° 16, p. 156.)

L'opération césarienne conservatrice a été pratiquée cinq fois. Dans ces cinq cas, le bassin était rétréci. Toutes les femmes ont guéri et les enfants sont sortis en bon état de la maternité.

En outre, j'ai fait une fois l'ablation du corps utérin. Dans ce cas, A. 237, dont j'ai présenté la relation à la Société d'obstétrique de Paris (février 1898), il y avait eu rupture du corps utérin. La femme a succombé (Voy. page 86).

Enfin, dans un cas (Voy. page 82, *Éclamptiques*), j'ai fait l'opération césarienne *post mortem*.

I. — *Délivrance artificielle.*

Dans 51 cas, on a pratiqué la délivrance artificielle.

Le plus souvent l'intervention a été indiquée par une hémorragie grave.

Certaines femmes étaient accouchées avant leur entrée à la maternité et étaient dans un état d'anémie et d'infection graves.

Accouchements provoqués.

Tableau n° 15.

NUMÉRO d'ordre.	NUMÉRO d'entrée.	BASSIN. PARTICULARITÉS. CAUSES de l'accouchement.	GROSSESSE. PARTICULARITÉS de ses antécédents.	AGE de la grossesse.	DATE ET DURÉE de la grossesse.	PROCÉDÉ de provocation. DURÉE DU TRAVAIL de la provocation à chute de l'expulsion.	PROCÉDÉS accoucheurs.	MARCHE DU TRAVAIL.	MA-NŒUVRES obstétricales.	POIDS.	ÉTAT à la NAISSANCE.	ÉTAT à la SORTIE.	MÈRE. SUITES DE COUCHES.
								Année 1897.					
1	A. 127.	Rachitique. Diamètre P. S. P. : 10°.,3	Primipare.	8 mois 1/2	15 juin 1897, à midi.	Ballon Tarnier (35 h. 15).	Ballon Champetier.	Version par manœuvres internes le 15 juin, à 3 h. 1/2 soir. Délivrance artificielle suivie d'une injection intra-utérine au sublimé.	Version	2.630 gr.	Bon.	A augmenté de 30 gr.	Normales.
2	A. 300.	Rétréci. Luxation congénitale de la hanche droite. Variété iliaque.	Primipare.	A terme.	29 juin, 11 heures matin.	Ballon Tarnier (48 heures).	1er juillet, Ballon Champetier.	A partir de 8 heures du soir, contractions fortes. 1er juillet, 9 h. 45 matin : Rupture spontanée des membranes, expulsion du ballon. — Dilatation complète, 9 h. 55 : Accouchement naturel. — Délivrance artificielle.	»	3.290 gr.	Bon.	A augmenté de 400 gr.	Lochies fétides. Élévation de température 40°,2 après l'accouchement. Sort par sa demande, le 6 juillet, malgré toutes les observations qu'il lui sont faites.
3	A. 301.	Rachitique. Diamètre P. S. P. : 10°.,6	Primipare.	Presque à terme.	6 août, 9 h. 1/2 matin.	Ballon Tarnier (17 heures).	»	7 août : Bain. Expulsion du ballon. Bain. Rupture des membranes. 8 août : Bain. Accouchement spontané, 8 h. 1/2 matin.	»	2.860 gr.	Bon.	A augmenté de 280 gr.	Normales.
4	A. 302.	Rachitique. Diamètre P. S. P. : 10°.,3	1 avortement à trois mois, 13 terme; forceps, enfant mort douze heures après la naissance.	8 mois 1/2	4 octobre, 8 h. 40 matin.	Ballon Tarnier (16 h. 20).	Écarteur Tarnier.	Accouchement naturel, le 6 octobre à 2 heures du matin.	»	2.500 gr.	Bon.	Parti ou nourrice.	Normales.
5	A. 313.	Rachitique. Diamètre P. S. P. : 10°.,3	1 à huit mois, spontané, enfant vivant; siège. — 1 à terme, siège, enfant vivant. — 1 à huit mois, siège, forceps, enfant mort.	8 mois 3 à.	6 décembre, 10 h.	Sonde de Krause (45 heures).	Ballon de Champetier.	6 et 7 : Dilatation de 1 fr. à : Introduction du ballon Champetier. — Présentation du sommet avec procidence du cordon et d'une main. — Version. — Accouchement terminé le 8 déc., 3 h. soir.	Version	1.850 gr.	Mort apparente	A augmenté de 90 gr.	Bronchite et emphysème. Température maxima 38°. Sort en bon état.
6	A. 420.	Faux promontoire : 10°.,8 ; Diamètre P. S. P. : 11°.,3	2 à terme, spontanés, enfants vivants.	Presque à terme.	12 décembre, 9 h. 1/2 matin.	Ballon Tarnier (13 h. 35).	»	Accouchement naturel, le 13 décembre, minuit 38.	»	3.000 gr.	Bon.	A augmenté de 105 gr.	Normales.
								Année 1898.					
7	R. 55.	Ostéalgique. Aplati d'avant en arrière et de droite à gauche. Diamètre P. S. P. : 11°.,6.	Primipare.	8 mois 1/2	10 janvier, 10 heures matin.	Ballon Tarnier (95 heures).	11 janvier : 10 h. 45 soir, Ballon Tarnier.	11 janvier : 10 h. 45 soir, accouchement naturel.	»	3.140 gr.	Bon.	A diminué de 20 gr.	Normales.
8	R. 130.	Accouchement provoqué pour hémorragie.	1 accouchement prématuré à six mois. — 1 à terme. — 1 à sept mois 1/2, 1 à huit mois 1/2.	7 mois 1/2	8 février, 3 h. 1/2 soir.	Ballon Champetier (4 h. 1/2).	»	Hémorragie. — Les bruits du cœur total ne sont plus perçus après l'introduction du ballon. Accouchement spontané, le 8 février à 6 heures du soir.	»	1.680 gr.	Mort.	»	Normales.
9	R. 251.	Rachitique. Diamètre P. S. P. : 10°.,5.	2 à terme, spontanés.	8 mois.	1 mars, 10 heures matin.	Ballon Tarnier (30 h. 50).	»	5 mars : Grand bain. — Accouchement naturel, le 5 mars à midi 30.	»	3.000 gr.	Bon.	A augmenté de 115 gr.	Normales.
10	R. 281.	Côté droit aplati. Diamètre P. S. P. : 10°.,2.	1 à terme, spontanés, dont 1 accouchement gémellaire, 5 sommets, 2 enfants vivants.	8 mois.	10 mars, 10 heures matin.	Petit ballon Champetier (10 h. 1/2).	»	Accouchement naturel, le 10 mars à 8 h. 1/2 du soir.	»	2.600 gr.	Bon.	A augmenté de 120 gr.	Normales.

Accouchements provoqués.

NUMÉRO	NUMÉRO	BASSIN. PARTICULARITÉS. CAUSES	GROSSESSE PARTICULARITÉS	ÂGE	DATE ET HEURE	PROCÉDÉ DURÉE DU TRAVAIL	SIGN. VRÉS	MARCHE DU TRAVAIL	EN VACANCES	ENFANT POIDS.	NAISSANCE.	ÉTAT. MORTIE.	MÈRE SUITES DE COUCHES
						Année 1896.							
11	B. 761.	Normal. Excès de volume de la tête fœtale.	1 accouchement prématuré à six mois, enfant mort. 1 à terme, spontané, enfant mort. 1 fausse couche de quatre mois. 1 à terme, forceps, enfant mort.	À terme.	22 juillet, 9 h. 1/2 matin.	Ballon Tarnier (1 heure).		22 juillet : On applique un deuxième ballon. Sommeil troublé. 10 h. 1 : Avoir. Extraction du ballon. la tête se fixe. 10 h. 50 : Rupture spontanée des membranes. Tête sur le périnée. Aussitôt : Accouchement naturel.		3.030 gr.	Bon.	Part au sourire.	Lymphangite vaporeuse le 4e jour, 38°, puis suites de couches normales.
12	B. 868	Diamètre P.S.P. : 14 cent. Spondylolisthésis.	1 à terme, forceps. 1 accouchement provoqué (écrateur). 1 avortement de trois mois. 1 fausse couche de six mois.	8 mois.	6 août, 10 heures matin.	Ballon Tarnier (9 h. 1/2)		17 août : Dilatation de 5 fr. Poche. Rupture des eaux sous-iac. 6 heures : Dilatation d'une petite pomme de main. 16 août : Version par manœuvres internes, 10 h. 1/2 matin.		2.950 gr.	Mort.		Normales.
13	B. 872.	Diamètre P.S.P. : 10m,3.	1 à terme, forceps, enfant mort. 2 à terme, spontanés. 1 à huit mois, version.	8 mois.	19 août, 9 h. 1/2 matin.	Ballon Tarnier (16 heures).		19 août, 7 h. 45 soir : Expulsion du ballon. 8 h. 20 : Accouchement naturel.		2.670 gr.	Bon.	A augmenté de 50 gr.	Normales.
14	B. 897.	Bassin en entonnoir. Cyphose lombo-sacrée.	1 fausse couche de deux mois 1/2. 1 fausse couche de trois mois. 1 fausse couche de quatre m. 1 à terme, forceps. 2 à terme, basiotripsie.	8 mois.	20 août.	Ballon Champetier (12 h. 1/2).	Ballon Champetier.	26 août, 10 h. 1/2 soir : Contractions très fortes, dilatation de 2 fr. Expulsion du ballon. 27 août, min. 10, nouveau ballon. 1 h. 1 matin, expulsion du ballon. Application de forceps à 7 h. 1/2. Extraction facile.	Application forceps.	2.260 gr.	Né élimoné, ranimé.	Asec de grandes peines 1/2 jours, mort le 3e jour.	Normales.
15	B. 901	Rachitique. Diamètre P.S.P. : 10m,2.	Primipare.	8 mois 3/4.	23 août, 9 h. 1/2 matin.	Ballon Tarnier (76 heures).	Tétanie. Rupture Tarnier.	26. On introduit de nouveau le ballon Tarnier. — 27 : Rupture Tarnier. Suite. — 28 : Forceps. Accouchement le 28, 3 h. 45 soir.	Forceps.	2.600 gr.	Bon.	Rauvais. Mugnot. Otite.	Lymphangite et galactophorite du sein gauche. Abcès du sein. Sort en bon état.
16	B. 914.	Généralement rétréci, ramolli. Diamètre P.S.P. : 9m,2. Faux promontoire sacré, 9m,5.	Multipare, 3 accouchements prématurés artificiels par ballon Tarnier. 3 enfants vivants. 1 grossesse gémellaire; 1er spontané, enfant mort; 2e forceps, enfant vivant avec enfoncement d'un pariétal.	8 mois 1/2.	29 août, 10 heures matin.	Ballon Champetier de 900 grammes (16 h. 30).		Grossesse gémellaire : 1er enfant se présente par l'épaule droite en A. L. D. Dos en avant. Version; enfant fait quelques inspirations et meurt. Enfoncement prononcé au niveau du pariétal droit. 2e enfant se présente par l'épaule. Version droite en A. L. D. Version; enfant né vivant mais ranimé, puis meurt. Enfoncement prononcé au niveau du pariétal gauche.		2.230 gr. 2.110 gr.	Mort apparente. Mort. Mort apparente, ranimé. Mort.		Normales.
17	B. 925.	Rachitique. Diamètre P.S.P. : 10m,5.	Un accouchement provoqué, forceps, enfant mort le même jour. 1 accouchement provoqué, ballon, enfant mort le 10e j. 1 avortement de 4 m.	8 mois 1/4.	2 septembre, 11 heures matin.	Ballon Champetier (10 h. 1/2)		Accouchement naturel, le 2 septembre, 9 h. 1/2 soir.		3.250 gr.	Bon.	A augmenté de 110 gr.	Douleurs utérines et céphalées; température maxima 38°,4. — Sort en bon état.
18	B. 929.	Promontoire accessible au loin.	1 à terme, spontané. 1 à terme, forceps.	À terme.	22 septembre, 9h.1/2 matin.	Ballon Champetier (28 heures).		Accouchement naturel, le 23 septembre, 1 h. 50 soir.		3.400 gr.	Bon.	Bon.	Normales.

Accouchements provoqués.

NUMÉRO d'ordre.	NUMÉRO du dossier.	TARES. — PARTICULARITÉS. CAUSES (à l'état normal).	GROSSESSES antérieures. — PARTICULARITÉS (à l'état normal).	AGE de la grossesse.	DATE ET HEURE de la provocation.	PROCÉDÉ de provocation. DURÉE du travail (à compter de la provocation à celui de l'expulsion).	DÉLIVRANCE. spontanée?	MARCHE DU TRAVAIL.	MA- NŒUVRES VITALES (méthode).	ENFANT.		MÈRE. SUITES DE COUCHES.
										POIDS.	ÉTAT. NAISSANCE.	ÉTAT. SUITES.	
					Année 1899.							
19	B. 1059.	Accouchement provoqué pour éclampsie.	Primipare.	7 mois 3 semaines.	18 octobre, 4 h. 1/2 soir.	Ballon Champetier (15 heures).	»	Éclampsie : enfant vivant. Expulsion du ballon le 19 octobre, 5 h. 1/2 matin. Version par manœuvres internes. Rétraction du col sur le cou de l'enfant, perforation du canal rachidien à l'aide d'un trocart. Extraction d'une fille, morte après dix minutes de traction.	Version.	1.600 gr.	Mort. Présentait une fracture du maxillaire et de la lèvre inférieure.	»	Éclampsie. Mort sans jours après.
20	B. 1171.	Promontoire accessible au loin. Accouchement provoqué pour hémorragie.	Primipare.	A terme.	8 novembre, 9 heures matin.	Ballon Champetier (4 h. 1/2).	»	Hémorragie. Application de forceps, le 8 novembre, 4 h. 1/4 soir.	Forceps.	3.100 gr.	Bon.	A augmenté le 150 gr.	Élévation de température le 2e jour. Lochies fétides. Curetage et écouvillonnage suivis de courbes normales à partir du 12e jour.
21	B. 1236.	Diamètre P.S.P. : 10 cent.	1 à terme, forceps, 1 provoqué à 8 mois. 1 à terme, forceps.	8 mois.	25 novembre, 19 heures matin.	Ballon Champetier (7 h. 1/2).	»	Accouchement naturel, le 25 novembre, 7 heures soir.	»	2.600 gr.	Bon.	A augmenté de 115 gr.	Normales.
								Année 1899.				
22	C. 197.	Bassin normal. Accouchement provoqué pour hémorragie.	1 à terme succ accouc., version; enfant vivant. Éclampsie.	6 mois.	6 février, 2 heures du soir.	Ballon Champetier, à 200 grammes (9h,17 de travail).	»	Accouchement naturel, le 6 février, 9h,15 soir.	»	Œuf entier : 890 gr.			Normales.
23	C. 278.	Bassin rétréci. Diamètre promonto-sous-pubien : 10cm,5.	1 à terme, forceps, enfant mort. 1 à terme, accouchement précipité. Ballon Champetier et version.	8 mois.	11 mars, 10 heures du matin.	Bougies du Bigr. 12 ou 24. — Ballon Champetier (suivant) (40h,30 de travail).	»	Accouchement naturel, le 12 mars, à 2 heures 1/2 du matin.	»	3.010 gr.	Bon.	A augmenté de 125 gr.	Normales.
24	C. 320.	Bassin rétréci. Diamètre promonto-sous-pubien : 11cm.	Primipare.	8 mois 1/2.	21 mars, 9 heures du matin.	Ballon Champetier (12 h. 1/2 de travail).	»	Accouchement naturel, le 22 mars, à 9 heures 1/2 du matin.	»	2.980 gr.	Bon.	A augmenté de 120 gr.	Normales.
25	C. 477.	Bassin rétréci. Diamètre promonto-sous-pubien : 10cm,5.	1 provoqué à terme, ballon Tarnier, enfant vivant.	Presque à terme.	27 avril, 10 heures du matin.	Ballon Champetier (5h,20 de travail).	»	Version par manœuvres internes, le 27 mars, à 9h,28 du soir.	Version.	2.698 gr.	Bon.	A augmenté de 120 gr.	Normales.
26	C. 481.	Bassin canaliculé. Diamètre promonto-sous-pubien.	Primipare.	8 mois 1/2.	27 avril, 11h,30 du matin.	Ballon Champetier, 230 gr. (54h,16 de travail).	»	Présentation du siège. Accouchement naturel, le 28 avril à 7h,40 du matin.	»	2.860 gr.	Bon.	A augmenté de 92 gr.	Normales.
27	C. 503.	Bassin généralement rétréci. Diamètre promonto-sous-pubien : 9cm,5.	1 à terme ; embryotomie. — 2 provoqués; version, enfants vivants. — 1 symphyséotomie à terme. — Enfant vivant.	8 mois.	2 mai, 9h,30 du matin.	Ballon Champetier de 600 grammes (4 heures de travail).	»	Version par manœuvres internes, le 2 mai, à 10h,30 du matin.	Version.	2.330 gr.	Bon.	Bon. A augmenté de 250 gr.	Normales.

Accouchements provoqués.

NUMÉRO d'ordre.	ADMISE en cas de.	BASSIN. PARTICULARITÉS. — CAUSES d'indications.	GROSSESSES antérieures. — PARTICULARITÉS des antérieures.	AGE de la grossesse.	DATE ET HEURE du commence. du provocation.	PROCÉDÉ de mode d'intervention. — DURÉE DU TRAVAIL. du moment de la provocation de la parturition.	DILATATION obtenue.	MARCHE DU TRAVAIL.	EXPULSION Extrac. sac.	ENFANT.			MÈRE. ÉTAT. — SUITES de couches.
										Poids.	ÉTAT. NAISSANCE.	ÉTAT. SORTIE.	

Année 1899.

28	C. 512.	Bassin normal. Accouchement provoqué pour éclampsie.	1 à terme, spontané ; 1 avortement de un mois.	7 mois.	5 mai, 5h,15 du soir.	Ballon Champetier de 390 grammes ?(?) de travail.		Accouchement naturel, le 5 mai, 11h,30 du soir.		1.850 grammes.	Macéré.		Éclampsie. Mort le 9 mai, 5h,30 du soir. Infectieuse.
29	C. 371.	Bassin rétréci ; diamètre promonto-sous-pubien : 10m,8.	2 à terme, spontané.	A terme.	18 mai, 10 heures du matin.	Ballon Champetier de 600 gr., 13h,4 de travail.		Accouchement naturel, le 19 mai, 11h,40.		2.580 grammes.	Bon.	Bon. A augmenté de 140 grammes.	Normales.
30	C. 640.	Bassin rétréci ; faux promontoire. — Diamètre promonto-sous-pubien : 10m,5.	2 à terme ; laborieux. vie. — 1 à terme, spontané. — Enfant vivant.	8 mois.	5 juin, 9h,30 du matin.	Ballon Champetier de 300 gr., 13h,30 de travail.		Accouchement naturel, le 5 juin, 11 heures du soir.		2.190 grammes.	Mort. apparemment ruminé.	Mort à 1 jour.	Normales.
31	C. 699.	Bassin rétréci ; diamètre promontosous-pubien : 10m,8.	Primipare.	8 mois 1/2.	19 juin, 10 heures du matin.	Ballon Varnier, de 80 gr. (24 heures de travail).		Accouchement naturel, le 20 juin, 10 heures du soir.		1.990 grammes.	Bon.	Bon. A augmenté de 220 grammes.	Normales.
32	C. 801.	Bassin rétréci ; angle sacro-vertébral accessible ; enfant volumineux.	1 à terme, spontané.	A terme.	4 août, 10 heures du matin.	Ballon Varnier de 80 gr. (18h,35 de travail).		Accouchement naturel, le 5 août, 6h,35 du soir.		2.810 grammes.	Bon.	Bon. A augmenté de 65 grammes.	Normales.
33	C. 1142.	Angle accessible.	1 à 7 mois, spontatané, à terme.	A terme.	2 octobre, 10 heures du matin.	Ballon Varnier de 80 gr. (23 heures de travail).		Accouchement naturel, le 2 octobre, 10 heures du soir.		2.300 grammes.	Bon.	Bon.	Normales.
34	C. 1190.	Angle accessible.	Primipare.	8 mois.	16 octobre, 10 heures du matin.	Ballon Varnier de 80 grammes (19,30 de travail).		Accouchement naturel, le 16 octobre.		3.000 grammes.	Mort.		Normales.
35	C. 1260.	Angle accessible.	1 à terme, forceps. — Fracture du crâne. — 1 à huit mois, provoqué ; ballon Varnier. Enfant vivant. — 1 avortement.	A terme.	7 novembre, 9h,30 du matin.	Ballon Champetier de 900 grammes 7h,30 de travail?.		Procédure du cordon. — Application de forceps, 7 novembre, 11 heures du matin.	Forceps.	2.820 grammes.	Bon.	Bon, a diminué de 130 grammes.	Normales.
36	C. 1296.	Accouchement provoqué pour éclampsie.	9 à terme dont 5 spontanés. — 1 version par manœuvres internes.	8 mois.	8 novembre, 11 heures du matin.	Ballon Champetier de 360 grammes (5h,55 de travail).		Extraction rapide de l'enfant (siège). — 8 novembre, 5h,55 soir.		2.810 grammes.	Mort, macéré.		Normales.
37	C. 1465.	Normal ; accouchement provoqué pour quatre excès fœtal.	6 à terme. — Spontané.	6 mois.	24 décembre, 3 heures du soir.	Bougies du Dr Krause. — Ballon Champetier (45 minutes).		Animation de l'œuf le 24 décembre, 8h,45 du soir.		720 grammes.			Mort le 24 décembre, 9h,10 du soir.
38	C. 1576.	Spondylolisthésis.	1 à terme, forceps. Vivant. — 1 à 8 mois, césarien. — 1 à 3 mois. — 1 à 6 mois. — 1 à 8 mois. — Ballon Champetier.	8 mois 1/2.	23 décembre, 9h,30 du matin.	Ballon Champetier de 900 grammes 6h,30 du matin. (3 heures de travail.)		Version par manœuvres internes. — 24 décembre, 8 heures 1/2 du matin.		Œuf entier.		830 grammes.	Normales.

Symphyséotomies.

NUMÉRO de l'accouchée — NOM de l'accouchée 1897	INDICATION de l'opération.	ACCOUCHEMENTS antérieurs.	TERME de la grossesse actuelle	PRÉSEN-TATION. POSITION.	MARCHE du travail.	OPÉRATIONS pratiquées par le même ou un autre médecin pendant la grossesse.	INTERVEN-TION pour extraire l'enfant après l'on du travail.	SYMPHYSÉOTOMIE. DÉCLANCHEMENT SUTURE DU PUBIS	DURÉE	ACCIDENTS OPÉRATOIRES ÉTAT de la plaie après symphyséotomie.	RÉSI-STANCE du pubis.	ENFANT.			MÈRE.			
												SEXE. POIDS.	ÉTAT à la naissance.	DÉVELOPPE-MENT.	SUITES IMMÉDIATES de la plaie.	SUITES ÉLOIGNÉES	SUITES TARDIVES.
1 A. 483 M. Mar.	Bassin rétréci. Diamètre P. S. P.: 10cm,4.	Deux accouchements spontanés. 1° A terme, enfant vivant. 2° A terme, enfant vivant.	A terme.	O.I.D.T.	Début du travail ; le 8 sept. à 4 h. du soir.	»	Forceps.	8 septembre 1897 à 7 h. 1/2 soir. On non suturée.		Grave. Hémorragie des vaisseaux pubo-vésicaux variqueux.	Arti-ficielle.	Fille 3.200 gr.	Mort apparente, réanimation. Aspiration du poids : 430 gr.	Normal. Sort le 8 oct. tobre. Aspiration de poids : 430 gr.	La malade a quelques vomisse-ments pendant. Thrombus au niveau de la grande lèvre gauche.	De la sérosité sanguinolente s'écoule au niveau de la plaie symphysaire; incontinence d'urine le 11e jour, rupture accidentelle de l'urèthre, en cours de cathétérisme. Température maxima : 37°,8.	Quitte Saint-Antoine, le 4 oct. en bon état. Revue en 1899. Légère cystocèle.
2 A. 457 M. Mar.	Bassin généralement rétréci. transiére P. S. P.: 9cm,2.	1° A Saint-Louis, accouchement à 8 mois. Enfant mort à 4 heures après sa naissance. 2° A la Clinité, enfant mort pendant le travail. 3° Avortement. 4° A la Clinique. Symphyséotomie par M. Bar.	Derniè-res règles : 26-30 déc. 1896. A terme.	O.I.G.T.	Début du travail le 28 sept. à 5 h. du mat.	Ballon de Cham-petier.	Symphy-séotomie d'emblée.	29 septembre 1897 à 11 h. 20 mat. On non suturée.		Torsion. Rupture de l'utérus. Col cheval au le sidon). Plaie symphysaire. Saigne peu. Large bride. Forceps qu'on décolle du pubis gauche. Hémorragie grave par inertie utérine.	Arti-ficielle.	Fille 3.070 gr.	Mort apparente. Fracture à l'aisselle. Ranimé.	Normal. Sort le 21 oct. Aspiration de poids : 390 gr.	A la suite de la délivrance artificielle, hémorragie utérine par inertie utérine. Tamponnement utérin.	Température maxima : 38°, le soir de l'opération. Inconsistance d'urine.	Quitte Saint-Antoine, le 22 oct. 1897, en bon état. Défaillance et raideur en janvier 1899. Au paulpation mine en jaint à prise maucher; issue, avenu d'urine; bandelette fibreuse, large, dépressible, entre les pubis.
3 A. 720 M. Bar.	Bassin généralement et irrégulièrement rétréci. Diamètre P. S. P.: 9cm,2.	1° Version et embryotomie. 2° Accouchement provoqué à 8 mois. Enfant vivant, qui se développe bien. 3° Accouchement provoqué à 7 mois. Enfant vivant. 4° Symphyséotomie par M. Award. Enfant mort à 3 ans, de pneumonie. 5° Avortement de 4 mois. 6° Symphyséotomie par M. Hommier. Enfant vivant, bien portant.	Derniè-res règles : 25-29 fév. 1897. A terme.	O.I.G.A.	Début du travail le 13 nov. 1897, à 5 h. du mat.	»	Symphy-séotomie d'emblée.	13 nov. 1897, 11 h. 10 matin. On non suturée.		Lésion, dénudation officielle de la partie de la péritoine du col qu'on doit laisser joindre. Incision du col pour extraire adulte.	Plaie symphysaire. Saigne peu, hémeilleusse qu'on décolle du pubis droit.	Arti-ficielle.	Garçon 3.000 gr.	Mort apparente. Ranimé.	Normal. Sort le 26 nov. Aspiration de poids : 855 gr.	La malade va très bien.	Normales. Température maxima : 37°,6.	Quitte Saint-Antoine, le 27 nov. 1897, en bon état. En 1899, accouchement provoqué le 1 mai, enfant vivant de 3.200 gr.
4 B. 454 M. Tissier. 1898	Bassin généralement rétréci. Diamètre P. S. P.: 9cm.	1° Embryotomie. 2° Avortement.	»	O.I.G.T.	»	»	Symphy-séotomie d'emblée.	1° mai 1898 à 4 h. soir. Suture des lèvres supérieure avec des fils d'argent.		Pas d'hémorragie. Déchirure du col à gauche. Déchirure de la paroi antérieure du vagin.	»	1.650 gr.	Mort apparente. Part embuétat.	Nourri par sa mère.	Déchirure de la paroi médicane du vagin. Déchirure à gauche.	On laisse en intra-utérin le 12e jour. S'est ouvert à la partie supérieure de la grande lèvre droite, a desti-nité le manuion d'une sonde à demeure pendant 10 jours. Température maxima : 39°.	Sort de Saint-Antoine en bon état. Début de prolapsus.
5 C. 560 M. Bar. 1899	Bassin. Secondipare.		A terme.	O.I.G.T.	»	»	1 applica-tions de forceps en ville.	Pas du suture suture.		vagin.	Déli-vrance arti-ficielle.	1.800 gr.	Mort apparente. Ranimé.	Bon état à la sortie.	»	Longueur d'uliner sortic étant trois semaines. Température maxima : analgésie de 39°.	Sortie en bon état.

NUMÉROS d'ordre.	NUMÉROS de l'observation. — NOM de l'opérateur.	ANTÉCÉDENTS.	INDICATIONS.	PARTICULARITÉS OPÉRATOIRES.	SUITES IMMÉDIATES.	SUITES ÉLOIGNÉES.	ENFANT.
1........	A. 258. — M. Tissier.	III pare. — 1er accouchement en 1894. Opération césarienne, enfant vivant. — 2e accouchement en 1896. Opération césarienne, enfant vivant.	Bassin rachitique pseudo-ostéomalacique. Diamètre : P. S. P. = 7cm,5.	Opération avant tout début de travail. Incision de la paroi abdominale. Extrême minceur de la paroi utérine. Ergotinine. Ponction et incision assez loin de la partie amincie qui fait saillie.	Température maxima, 38°,3, le troisième jour. Vomissements verdâtres.	Aucune complication.	2 000 gr. S'est bien élevé.
2........	A. 598. — M. Tissier.	Une grossesse antérieure terminée par une application de forceps. Enfant de 1 000 grammes, mort à six mois.	Bassin rétréci. — Diamètre : P.S.P. = 9cm,5. Asystolie.	Aucune particularité opératoire. Opération immédiatement après le début du travail.	Suites de couches régulières.	Phlébite légère quarante jours après l'opération.	3 650 gr. A vécu.
3........	C. 309. — M. Bar.	IIIe pare. — Un accouchement à terme. Version. Enfant mort-né. — Un accouchement provoqué. Enfant mort.	Bassin rétréci. — Diamètre : P.S.P. = 9cm,5.	Opération avant le début de travail. — Durée de l'opération : 30 minutes. Ergotinine. — Incision : 6 centimètres au-dessus de l'ombilic, 8 centimètres au-dessous. — Ponction et incision de l'utérus; section du placenta. — Tamponnement de l'utérus avec la gaze iodoformée. Douze points de suture à la soie sur l'utérus.	Température maxima, 37°,3, le deuxième jour. — Extraction graduelle du tamponnement à la gaze iodoformée.	»	3 000 gr. Nourri par sa mère.
4........	C. 1416. — M. Bar.	Primipare.	Bassin rachitique. — Diamètre : P. S. P. = 8cm,5.	Opération après le début du travail, après injection d'ergotinine. — Incision abdominale : 16 centimètres. — Ponction de l'utérus. Incision longitudinale s'élevant jusqu'au fond. — Section du placenta. Liquide amniotique teinté de méconium. — Dix points de suture sur l'utérus. Hémorragie modérée. — Durée de l'opération : 35 minutes.	Normales. — Température maxima, 38°, le huitième jour.	»	2 900 gr. Né en état de mort apparente, vite ranimé. Parti en bon état (3 300 gr. le vingtième jour). Nourri par sa mère.
5........	C. 1456. — M. Bufnoir.	III pare. — 1er accouchement en 1896. Version. Enfant mort. — 2e accouchement en 1897. Forceps, puis version. Enfant mort.	Bassin rachitique. — Diamètre : P.S.P. = 9cm,5.	Opération après le début du travail. — Injection d'ergotinine. — Incision longitudinale s'élevant jusqu'au fond de l'utérus. — Section du placenta. Pas d'hémorragie. — Durée de l'opération : 30 minutes.	Atteinte d'influenza. Température maxima, 39°.	»	3 470 gr. Né en état de mort apparente, vite ranimé. Parti en bon état le vingt-quatrième jour (3 750gr.). Nourri par sa mère.

V

SERVICE DES FEMMES ACCOUCHÉES.

Morbidité. — Mortalité.

Le traitement que nous avons adopté pour les femmes accouchées est le suivant :

On ne fait d'injections que dans les cas où il y a une indication précise.

Chaque matin et chaque soir, la vulve est soigneusement nettoyée avec de l'eau bouillie ; de la gaze iodoformée est placée entre les lèvres de la vulve. Cette gaze est changée chaque fois que cela est nécessaire (miction, etc.)

Tous les jours, on introduit dans le vagin une mèche de gaze iodoformée.

On se sert, à cet effet, de spéculums de Cusco et de pinces stérilisées.

Telle est la conduite que nous suivons.

Morbidité. — J'ai relevé le nombre de femmes qui, pour un motif quelconque, ont plus de 38° pendant les jours qui ont suivi celui de l'accouchement.

J'ai réuni ces chiffres dans le tableau 17, page 158.

La morbidité a varié, par année, de 6,29 p. 100 à 9,70 p. 100.

Mortalité. — Ainsi que je l'ai dit page 42, la mortalité des femmes ayant été délivrées dans le service a été de 1,35 p. 100 (50/3 704).

Or sur ces 50 cas de mort, je compte 7 cas dans lesquels les femmes ont succombé à de la tuberculose.

Ce sont les nᵒˢ A 455 ; B. 402, 596 *bis*, 621 ; C. 637, 1267, 1 497.

A. 455. — Femme Sainte-B..., vingt-cinq ans, II pare. Entrée le 2 septembre 1897. Enceinte de six mois et demi. Bacillose pulmonaire. Accouchement prématuré, spontané, d'un enfant de 1210 grammes qui fait quelques inspirations et meurt. L'état de la mère s'aggrave dans les deux jours qui suivent l'accouchement, et la mort survient le 4 septembre. Autopsie : cavernes pulmonaires.

B. 402. — Femme G..., trente et un ans, III pare. Entrée le 18 avril. Accouchement prématuré spontané à huit mois. Bacillose pulmonaire. Morte le 29 avril 1898.

B. 596 *bis*. — Tuberculose, avortement, mort (Voyez page 47).

B. 621. Femme C..., trente-deux ans, V pare. Entrée le 14 juin 1898. Expulsion spontanée d'un enfant vivant du poids de 1120 grammes. Pleurésie depuis le 8 juin. Aux sommets, gargouillement et souffle caverneux. Quelques râles de congestion à la base droite. Dyspnée. Mort le 16 juin.

C. 637. — Femme V..., âgée de trente-sept ans, III pare, soignée en médecine (salle Chomel) pour bacillose pulmonaire troisième degré. Est au huitième mois de sa grossesse. Accouchement spontané, le 5 juin 1899. Sueurs abondantes, oppression, voix éteinte. Point douloureux au sommet du poumon droit. Cyanose des extrémités et de la face. Mort au sixième jour.

C. 1267. Femme C..., vingt-quatre ans. Entrée le 4 novembre 1899. Soignée en médecine pour laryngite bacillaire. II pare. Enceinte de six mois. Accouchement spontané d'un enfant vivant du poids de 1130 grammes. Mauvais état général. Diarrhée. Mort le 18 novembre.

Morbidité maternelle.   Tableau n° 17.

	1897			1898			1899			NOMBRE de femmes par mois.	FEMMES malades par mois.	MORBIDITÉ p. 100 par mois.
	Nombre de femmes.	Femmes malades.	Morbidité p 100.	Nombre de femmes.	Femmes malades.	Morbidité p. 100.	Nombre de femmes.	Femmes malades.	Morbidité p. 100.			
Janvier............	»	»	»	114	12	10,52	129	4	3,10	243	16	6,58
Février	»	»	»	110	13	11,81	106	1	0,94	216	14	6,48
Mars.............	»	»	»	116	17	14,65	116	7	6,03	232	24	10,34
Avril.	»	»	»	113	9	7,96	129	5	3,87	242	14	6,58
Mai..............	58	6	10,34	120	9	7,50	150	8	5,33	328	23	7,01
Juin.............	138	15	10,86	109	16	14,67	100	16	16	347	47	13,57
Juillet..........	129	5	3,87	123	16	13	109	11	10,09	361	32	8,86
Août	125	10	8	118	7	5,93	123	11	8,94	366	28	7,65
Septembre.......	113	6	5,30	105	11	10,47	128	14	10,93	346	31	8,95
Octobre.........	103	4	3,87	128	9	7,03	122	9	7,37	353	22	6,23
Novembre........	109	8	7,33	100	7	7	112	10	8,90	321	25	7,78
Décembre........	130	3	2,30	130	9	6,92	89	14	15,73	359	26	7,24
Totaux......	905	57	6,29	1.386	135	9,70	1.413	110	7,78	3.714	302	8,15

C. 1497. — Femme S..., vingt-huit ans. VIII pare. En traitement depuis un mois à la salle Littré. Entrée le 29 décembre 1899. Accouchement spontané à six mois d'un enfant macéré, du poids de 810 grammes. Aussitôt après la délivrance, l'oppression augmente; cyanose, sueurs abondantes, respiration stertoreuse. Mort le 30 décembre à 8 heures du matin. Autopsie : tuberculose généralisée.

Dans 17 cas, la mort fut due à des accès éclamptiques.
Ce sont les cas suivants :

A. 211, 364, 504; B. 969, 618, 619, 1099, C. 33, 37, 460, 551, 785, 841, 868, 1244, 1470.
Dans un cas la mort fut causée par un goitre exophthalmique (Voy. page 152, C. 1475).
Dans un cas on dut accuser des vomissements incoercibles (n° B. 1345, page 47).
Une femme succomba à une hémorragie (n° B. 1292. Voy. page 74, placenta prævia.)
Deux femmes moururent après rupture de grossesse tubaire (C. 292 C. 474. Voyez page   ).

Une femme succomba avec une rupture de grosesse interstitielle (C. 1488. Voyez page 60).

Deux femmes succombèrent après une rupture utérine (A. 237, 710. Voyez page 86).

Enfin une femme mourut avec de l'asystolie. A. 790.

Dix-sept femmes succombèrent avec de l'infection.

La mortalité par infection est donc de 17/3704, soit 0,45 p. 100 pour toutes les femmes venues à la maternité depuis son ouverture jusqu'au 1er janvier 1900.

Femmes mortes d'infection puerpérale.

A. 2. — Femme F..., trente-sept ans. Entrée le 18 mai 1897. VII pare. Enceinte de sept mois trois semaines. OEdème généralisé depuis le 1er mars. Étouffements, souffle systolique à la pointe. L'analyse des urines, qui n'avait pas été faite pendant la grossesse, révèle à l'entrée une assez grande quantité d'albumine. Accouchement spontané, le 19 mai, d'un enfant vivant. Aussitôt après l'accouchement, dyspnée. Pouls régulier sans intermittence. Ascite. Râles sous-crépitants à la moitié inférieure des poumons. Le 23 mai, l'albumine est en quantité très faible dans l'urine. Délire continuel. Diarrhée un peu fétide. Anurie. Escarre à la fesse gauche. Le 28 mai, nombreux râles ronflants et humides dans toute l'étendue de la poitrine, respiration soufflante à la base droite. Bruit de galop très net. OEdème du membre supérieur gauche avec large tache ecchymotique sur la face externe du bras. Mort le 24 mai, à 3 heures du soir.

A. 41. — Femme L..., vingt-quatre ans. Entrée le 25 mai 1897. Primipare. Accouchement spontané, à terme, le 28 mai, d'un enfant vivant, du poids de 3 550 grammes. Légère déchirure du périnée. Vaginite. Passée à l'isolement le jour de son accouchement; trois jours après, frisson durant vingt minutes, céphalalgie. Ulcérations superficielles à la vulve. Lochies fétides. Le 4 juin, l'état général est bon, les symptômes s'amendent du côté de l'appareil génital. Mais l'auscultation du cœur montre les battements très rapides; à la pointe, on trouve un souffle doux systolique, rien à la base. Étant donnés la forte élévation de la température et les signes observés à l'auscultation du cœur, on diagnostique une endocardite infectieuse. Une prise de sang donne, par ensemencement sur bouillon et sérum humain, un abondant développement de streptocoques. Le 5 juin, couennes grisâtres sur la vulve. OEdème de la petite lèvre droite. Teint terreux, parole difficile, prostration. Mort à 4 heures du soir le 5 juin.

A. 90. — Femme D..., trente-neuf ans. Entrée le 7 juin 1897. III pare. Enceinte d'environ huit mois et demi. Accouchement spontané d'une fille vivante, du poids de 1610 grammes. Le 15 juin, la malade accuse quelques douleurs dans le bas-ventre, surtout du côté de l'utérus et ses annexes. L'état général n'est pas bon. Langue sèche, nausées, vomissements verdâtres assez abondants. Rien du côté des organes génitaux, pas de lochies fétides. Le 16, l'état général s'aggrave, la malade a eu toute la journée et une partie de la nuit, jusqu'à 3 heures du matin, des vomissements porracés. Ventre ballonné, tendu et douloureux. Langue sèche. Température 38°,6. Les organes génitaux sont en très bon état; pas de fausses membranes, pas de lochies fétides. Le 17, même état général. Ventre moins sensible, délire. Le 18, état général très mauvais. Température 40°,6. Pouls petit, très fréquent. Faciès grippé, les yeux sont excavés. Ventre très ballonné, tendu. Extrémités froides et violacées. Organes génitaux toujours en très bon état. Sérum souscutané : 800 grammes. Mort à 3 heures du soir.

A. 125. — Placenta praevia. Infection. (Voy. page 70).

A. 187. — Hémorragies graves. Avortement provoqué. Infection. (Voy. page 47).

A. 270. — Femme C..., trente-quatre ans. Entrée le 17 juillet 1897. III pare. Expulsion d'un embryon du poids de 38 grammes. Injection vaginale au sublimé à 1 p. 4000. Le 18, extraction du placenta qui est en partie dans le vagin. Diarrhée. Vomissements verdâtres. Douleurs abdominales. Le 19, mauvaise nuit; ventre moins douloureux. Nausées. Température 39°,6. Le 20, quatre garde-robes en diarrhée sanguinolente, glaireuse et très fétide. On ne peut recueillir une goutte d'urine même à la sonde. Le 21, les garderobes sont toujours très fétides, mais moins sanglantes et moins glaireuses. Très forte poussée d'herpès autour de la bouche et du nez. Le 22, stomatite légèrement fétide; toujours impossible de recueillir des urines. Le 23, la stomatite est très fétide, la diarrhée persiste. Les garde-robes sont toujours très fétides, jaunâtres. Le soir, l'état général est mauvais, la malade paraît hébétée et se plaint d'oppression. Le 24, agitation, délire, diarrhée. La malade boit difficilement. On recueille 5 grammes d'urine qui contiennent beaucoup d'albumine. Dans l'après-midi, le pouls est petit, fréquent, la respiration stertoreuse. Cet état persiste toute la nuit, et la malade meurt le 25 à 7 heures du matin. On pense à une intoxication mercurielle, quoiqu'on n'ait fait qu'une injection vaginale avec du sublimé à 1/400.0.

L'autopsie n'a pu être faite.

A 407. — Accouchement gémellaire. (Voyez page 63).

B. 8. — Femme B..., vingt ans. Primipare. Entrée le 1er janvier. Accouchement spontané, à terme, d'un enfant vivant pesant 3300 grammes. Le 7, température 39°; lochies un peu fétides, ventre très douloureux à la palpation. Le 8, plus d'odeur des lochies, céphalalgie intense. Albumine dans les urines. Température 39°,4. Le 10, douleur dans la fosse iliaque droite. Injection intra-utérine d'une solution de chlorure de zinc à 1 p. 50. Pendant l'injection, la malade se plaint subitement de picotements à la région épigastrique; elle pâlit et est prise de vomissements composés d'abord de lait caillé mélangé à des mucosités, puis bilieux. Le pouls est très fréquent, les douleurs au niveau de l'estomac et de l'œsophage augmentent. Diarrhée très abondante. On arrête l'injection. Piqûres de caféine. La malade semble se remettre un peu, mais l'amélioration n'est que passagère, elle succombe à midi, après une courte agonie. A l'autopsie, pas de perforation, pas d'ecchymose au niveau de l'utérus; assez grande quantité de pus dans la corne droite. Rien dans les culs-de-sacs.

B. 4. — Femme M..., dix-neuf ans. Entrée le 1er janvier 1898. Primipare. Accouchement spontané, le 2 janvier, d'une fille vivante à terme. Élévation de température; au deuxième jour, 40°. Albumine en assez grande quantité. Vomissements alimentaires et bilieux. Ventre souple, mais douloureux. Pas d'odeur des lochies. Le 8 janvier : douleur dans le bas-ventre à droite. Le 9, la malade vomit moins; la fosse iliaque est le siège de douleurs spontanées qui arrachent des cris à la malade; la moindre pression provoque des douleurs intolérables; il y a un léger empâtement de cette région. Le 10, violent frisson; la température monte à 41°,5, sueurs abondantes et mort à 6 heures du soir.

B. 291. — Femme J..., vingt et un ans. Primipare. Entrée le 19 mars 1898. Tentatives de forceps en ville. Application de forceps en oblique à la partie supérieure de l'excavation. Hémorragie après la délivrance. Le 21, température 40°; lochies non fétides, aucune douleur abdominale. Sérum artificiel : 500 grammes. Écouvillonnage. Albuminurie. Le 26, ventre non ballonné, non douloureux. Langue sèche. Vulve très œdématiée. Couennes grisâtres. Légère odeur des lochies. Coma. Dyspnée. Facies grippé. Ictère. Lèvres complètement décolorées. Papilles dilatées. A minuit et demi, mort.

B. 601. — Accouchement gémellaire. Infection. (Voy. page 64).

B. 1086. — Rupture de la symphyse. Infection. (Voy. page 108).

C. 512. — Placenta prævia. Infection. (Voy. page 76).

C. 588. — Femme L..., âgée de vingt-huit ans. III pare. Depuis un mois, amaigrissement considérable. Est au septième mois de sa grossesse. Température 38°,5. Muguet sur la langue et les gencives. Accouchement spontané d'un enfant du poids de 1640 grammes, le jour de son entrée, 23 mai 1899. Douleurs abdominales. Mauvais état général. Diarrhée jaune très fétide. Mort le 25 mai à 8 h. 45 du soir.

C. 636. — Femme N..., trente-huit ans. Entrée le 5 juin. II pare. Accouchement spontané d'un enfant vivant à terme. Le 10, douleurs abdominales à la palpation. Lochies fétides. Le 13, les lochies ne sont plus fétides, le ventre n'est plus douloureux; la malade a du délire; elle répond très difficilement aux questions qu'on lui pose et est très agitée; le 14, grand frisson, diarrhée jaune. Papilles très dilatées. Mauvais état général. Même état jusqu'au 15; la malade succombe à 5 heures et demie du soir.

C. 648. — Femme G..., trente-huit ans. Primipare. Entrée le 9 juin. Accouchement spontané à terme d'un enfant vivant, du poids de 2900 grammes. Le 14 juin, couennes vulvaires, céphalée. Le 15, plus de céphalée. Pas d'odeur des lochies. Ventre non douloureux. Couennes vulvaires en abondance. Diarrhée. Le 16, ventre légèrement douloureux, pas d'odeur des lochies. Même état des couennes. Diarrhée persistante. Vomissements alimentaires. Le 17, la diarrhée a cessé, ainsi que les vomissements. Les couennes sont toujours très abondantes. Douleurs dans le mollet gauche et traînée rougeâtre sur la cuisse. Dans l'après-midi, deux garde-robes en diarrhée presque noire, vomissements alimentaires. Ventre très ballonné. Le 18, mauvais état général; la malade continue à avoir des selles noires et très fétides. Les couennes vulvaires s'étendent dans le vagin, jusque sur le col utérin. Ventre très ballonné. Mort à 11 heures du matin.

C. 661. — Femme R..., vingt-six ans, III pare. Entrée le 11 juin. Accouchement spontané à terme d'un enfant vivant pesant 3570 grammes. Le 15 juin, frisson; température 40°,2. Malade très agitée, se plaint de la gorge : angine. Diarrhée. Le 17, rien du côté des organes génitaux, meilleur état de la gorge. Le 18, lochies fétides, gorge toujours rouge. La malade se plaint du ventre, un peu de douleur à la pression. Langue sèche, pouls rapide. État général très mauvais. Le 19, la gorge est très rouge, mais il n'y a plus de points grisâtres. Les lochies ne sont plus fétides. La malade ne répond que difficilement aux questions qu'on lui pose. La langue est moins sèche. Le 20, l'état général est mauvais, le pouls est irrégulier, le visage grippé, la respiration fréquente. Le 21, respiration stertoreuse, délire. Mort à minuit 30.

Si nous recherchons ce qu'a été la mortalité par infection pendant chacune des trois années 1897, 1898, 1899, nous trouvons les chiffres suivants :

1897. Sept femmes mortes d'infection sur 905 femmes délivrées dans le service. Mortalité 0,77 p. 100.

1898. Cinq femmes mortes d'infection sur 1 386 femmes délivrées dans le service. Mortalité 0,36 p. 100.

1999. Cinq femmes mortes d'infection sur 1 413 femmes délivrées dans le service. Mortalité 0,35 p. 100.

THÈSES FAITES A LA MATERNITÉ DE L'HÔPITAL SAINT-ANTOINE.

R. Mercier. — Les ruptures spontanées de l'utérus gravide dans leurs rapports avec la grossesse interstitielle (tubo-utérine). — Thèse, Paris 1898.

E. Goin. — Sur quelques résultats obtenus par l'étude de l'élimination du bleu de méthylène dans l'urine des éclamptiques. — Thèse, Paris 1898.

Gerboud. — Des différentes incisions utérines dans l'opération césarienne conservatrice, préconisées depuis 1881. — Thèse, Paris 1899.

G. Belloy. — Contribution à l'étude des résultats immédiats et éloignés de la symphyséotomie. — Thèse, Paris 1899.

MÉMOIRES ET TRAVAUX FAITS A LA MATERNITÉ DE L'HÔPITAL SAINT-ANTOINE.

Paul Bar, Menu et Mercier. — De la présence, dans l'urine des femmes éclamptiques, d'une albumine offrant une réaction spéciale. — (*Société de Biologie,* 4 décembre 1897).

L. Tissier. — Utérus fibromateux gravide ; avortement, menace d'infection, hystérectomie. — (*Bulletin de la Société d'Obstétrique de Paris,* 1898, t. I, p. 3.)

Paul Bar et Mercier. — Rupture spontanée d'une corne utérine à la fin de la grossesse ; grossesse tubo-utérine. — (*Bulletin de la Société d'Obstétrique de Paris,* 1898, t. I, p. 36.)

Paul Bar, Menu et Mercier. — Faits pour servir à l'étude de la perméabilité rénale au bleu de méthylène à la fin de la grossesse, dans l'albuminurie gravidique et dans l'éclampsie. — (*Bulletin de la Société d'Obstétrique de Paris,* 1898, t. I, p. 64.)

Paul Bar. — Sur quelques conséquences de la rupture des membranes pendant la grossesse.

I. — Rupture de l'amnios seul : fœtus extra-amniotique (intra-chorional).

II. — Rupture du chorion et de l'amnios (rupture accidentelle des membranes ou persistance de l'ombilic amniotique).

A. Dans la grossesse simple : *a*) Grossesse avec ou sans hydrorrhée amniotique. *b*) Grossesse avec fœtus extra-membraneux.

B. Dans la grossesse multiple ; grossesse bivitelline avec cavités amniotiques communicantes. — (*Bulletin de la Société d'Obstétrique de Paris,* 1898, t. I, p. 99.)

Paul Bar. — Enfant nouveau-né présentant un molluscum au niveau du menton. — (*Bulletin de la Société d'Obstétrique de Paris,* 1898. t. I, p. 127 et 217.)

Paul Bar. — Enfant né d'une mère syphilitique et présentant à l'avant-bras une malformation qui semble être une amputation congénitale. — (*Société française de Dermatologie et de Syphiligraphie,* 18 avril 1898.)

Paul Bar et Keim. — Femme atteinte de spondylolisthésis. — (*Bulletin de la Société d'Obstétrique de Paris,* 1898, t. I, p. 141.)

Keim, Rosenthal et Huguier. — Hernie diaphragmatique congénitale avec issue d'une partie de l'estomac et de l'intestin dans la plèvre gauche chez une femme primipare ; dyspnée, hématemèses ; mort. — (*Bulletin de la Société d'Obstétrique de Paris,* 1898, t. I, p. 147.)

Paul Bar. — Femme atteinte d'éclampsie avec ictère ; mort de l'enfant avec péritonite et hépatite coli-bacillaires. — (*Bulletin de la Société d'Obstétrique de Paris,* 1898, t. I, p. 218.)

Paul Bar. — Est-il démontré que l'éclampsie est une maladie microbienne ? — (*L'Obstétrique,* 1898, p. 481.)

L. Tissier. — Paralysie faciale du nouveau-né d'origine traumatique. — (*Bulletin de la Société d'Obstétrique de Paris,* 1898, t. I, p. 241.)

R. Mercier et A. Menu. — De l'acétonurie dans la grossesse et la puerpéralité. — (*Bulletin de la Société d'Obstétrique de Paris,* 1898, t. I, p. 264.)

G. Keim. — Recherches sur la glycosurie de la grossesse et de la puerpéralité. — (*Bulletin de la Société d'Obstétrique de Paris,* 1890, t. I, p. 300.)

Paul Bar et Keim. — Rupture de la symphyse pubienne au cours d'une application de forceps ; déchirure du vagin avec hémorragie grave, tamponnement avec la gaze imbibée de gélatine, infection mortelle. — (*Bulletin de la Société d'Obstétrique de Paris,* 1898, t. I, p. 321.)

Paul Bar et Keim. — Accouchement rapide avec chute de l'enfant et rupture du cordon ; mort de l'enfant par rupture de la capsule de Glisson et hémorragie profuse dans le péritoine. — (*Bulletin de la Société d'Obstétrique de Paris,* 1898, t. I, p. 327.)

Paul Bar et Guieysse. — Note sur un point de l'anatomie pathologique du foie dans l'éclampsie puerpérale. — (*Bulletin de la Société d'Obstétrique de Paris,* 1899, t. II, p. 5.)

Paul Bar. — Note sur l'évolution du processus scléreux dans la dégénérescence polykystique congénitale des reins et du foie. — (*Bulletin de la Société d'Obstétrique de Paris,* 1899, t. II, p. 32.)

Paul Bar. — Note sur la cicatrisation des déchirures des membranes ovulaires. — (*Bulletin de la Société d'Obstétrique de Paris,* 1899, t. II, p. 45.)

Boullé. — Accidents maniaques chez une accouchée ; injections intra-veineuses d'eau salée, guérison. — (*Bulletin de la Société d'Obstétrique de Paris,* 1899, t. II, p. 63.)

Bufnoir et Sevray. — Femme atteinte de spondylolisthésis au début. — (*Bulletin de la Société d'Obstétrique de Paris*, 1899, t. II, p. 118.)

Paul Bar. — Opération césarienne et symphyséotomie. — (A) Technique opératoire, résultats immédiats et éloignés de l'opération césarienne conservatrice. — (B) Technique opératoire, résultats immédiats et éloignés de la symphyséotomie. — (C) Indications relatives de la section césarienne conservatrice et de la symphyséotomie. — (*Annales de la Société Obstétricale de France*, 1899, compte rendu des séances, p. 194.)

Paul Bar. — Mort d'un nouveau-né syphilitique par hémorragie pleurale et par rupture de la rate avec hémorragie profuse dans le péritoine. — (*Bulletin de la Société française de Dermatologie et de Syphiligraphie*, 1899, p. 237.)

Paul Bar. — De l'opération césarienne conservatrice; sa technique, ses résultats immédiats et éloignés. — (*L'Obstétrique*, 1899, p. 193.)

Paul Bar. — Atrophie et dégénérescence kystique du rein gauche; hypertrophie et néphrite épithéliale du rein droit, éclampsie, mort. — (*Bulletin de la Société d'Obstétrique de Paris*, 1899, t. II, p. 126).

Mercier et Menu. — De la peptonurie dans la grossesse et le « post-partum ». — (*Bulletin de la Société d'Obstétrique de Paris*, 1899, t. II, p. 224.)

Paul Bar. — Contribution à l'étude des indications de l'accouchement prématuré artificiel dans les cas d'angustie pelvienne (résultats de 100 cas personnels). — (*Bulletin de la Société d'Obstétrique de Paris*, 1899, t. II. p. 253.)

Paul Bar. — Un cas de rupture incomplète de l'utérus après des tentatives de version et d'embryotomie; décollement du péritoine allant jusqu'au rein droit, laparotomie, guérison. — (*Bulletin de la Société d'Obstétrique de Paris*, 1899, t. II, p. 296.)

Paul Bar. — La symphyséotomie, ses résultats immédiats et éloignés, ses indications relatives par rapport à la section césarienne. — (*L'Obstétrique*, 1899, p. 305).

Paul Bar. — Influence de la position de la femme sur la forme, l'inclinaison et les dimensions du bassin. — (*3e Congrès international de Gynécologie et d'Obstétrique*, Amsterdam, 1899. — *L'Obstétrique*, 1899, p. 529.)

Bufnoir et Demay. — Un cas de respiration pulmonaire intra-utérine. — (*Bulletin de la Société d'Obstétrique de Paris*, 1899, t. II, p. 373.)

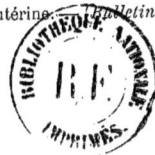

TABLE DES MATIÈRES

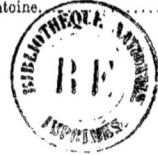

9863-1900. — CORBEIL. — Imp. Ed. Cuété.